Melanie Vogel

In-vitro-Untersuchung zur differentiellen Expression von RANK(L)

Melanie Vogel

In-vitro-Untersuchung zur differentiellen Expression von RANK(L)

Relevanz für die Exklusivität der Bisphosphonat-assoziierten Nekrose im Kieferknochen

Südwestdeutscher Verlag für Hochschulschriften

Impressum/Imprint (nur für Deutschland/only for Germany)
Bibliografische Information der Deutschen Nationalbibliothek: Die Deutsche Nationalbibliothek verzeichnet diese Publikation in der Deutschen Nationalbibliografie; detaillierte bibliografische Daten sind im Internet über http://dnb.d-nb.de abrufbar.
Alle in diesem Buch genannten Marken und Produktnamen unterliegen warenzeichen-, marken- oder patentrechtlichem Schutz bzw. sind Warenzeichen oder eingetragene Warenzeichen der jeweiligen Inhaber. Die Wiedergabe von Marken, Produktnamen, Gebrauchsnamen, Handelsnamen, Warenbezeichnungen u.s.w. in diesem Werk berechtigt auch ohne besondere Kennzeichnung nicht zu der Annahme, dass solche Namen im Sinne der Warenzeichen- und Markenschutzgesetzgebung als frei zu betrachten wären und daher von jedermann benutzt werden dürften.

Coverbild: www.ingimage.com

Verlag: Südwestdeutscher Verlag für Hochschulschriften GmbH & Co. KG
Heinrich-Böcking-Str. 6-8, 66121 Saarbrücken, Deutschland
Telefon +49 681 37 20 271-1, Telefax +49 681 37 20 271-0
Email: info@svh-verlag.de

Zugl.: Erlangen, Friedrich-Alexander Universität, Dissertation, 2011

Herstellung in Deutschland:
Schaltungsdienst Lange o.H.G., Berlin
Books on Demand GmbH, Norderstedt
Reha GmbH, Saarbrücken
Amazon Distribution GmbH, Leipzig
ISBN: 978-3-8381-3035-4

Imprint (only for USA, GB)
Bibliographic information published by the Deutsche Nationalbibliothek: The Deutsche Nationalbibliothek lists this publication in the Deutsche Nationalbibliografie; detailed bibliographic data are available in the Internet at http://dnb.d-nb.de.
Any brand names and product names mentioned in this book are subject to trademark, brand or patent protection and are trademarks or registered trademarks of their respective holders. The use of brand names, product names, common names, trade names, product descriptions etc. even without a particular marking in this works is in no way to be construed to mean that such names may be regarded as unrestricted in respect of trademark and brand protection legislation and could thus be used by anyone.

Cover image: www.ingimage.com

Publisher: Südwestdeutscher Verlag für Hochschulschriften GmbH & Co. KG
Heinrich-Böcking-Str. 6-8, 66121 Saarbrücken, Germany
Phone +49 681 37 20 271-1, Fax +49 681 37 20 271-0
Email: info@svh-verlag.de

Printed in the U.S.A.
Printed in the U.K. by (see last page)
ISBN: 978-3-8381-3035-4

Copyright © 2011 by the author and Südwestdeutscher Verlag für Hochschulschriften GmbH & Co. KG and licensors
All rights reserved. Saarbrücken 2011

meiner Familie

Inhaltsverzeichnis

1. Zusammenfassung 7
    1.1 Hintergrund und Ziele 7
    1.2 Methoden 7
    1.3 Ergebnisse und Beobachtungen 7
    1.4 Praktische Schlussfolgerungen 8

2. Summary 9
    2.1 Background and Objectives 9
    2.2 Methods 9
    2.3 Results 9
    2.4 Conclusions 10

3. Einleitung 11

4. Stand der Forschung 13
    4.1 Bisphosphonate 13
        4.1.1 Indikationen der Bisphosphonat-Gabe 13
        4.1.2 Chemie und Evolution der Bisphosphonate 13
    4.2 Knochenmetabolismus 14
        4.2.1 Osteoklasten 14
        4.2.2 Osteoblasten 15
        4.2.3 RANK(L) - vermittelte Osteoklasten - Osteoblasten - Interaktion ... 15
    4.3 Wirkungsweise der Bisphosphonate 16
        4.3.1 Unerwünschte Arzneimittelwirkungen 19
        4.3.2 Bisphosphonat-assoziierte Kiefernekrose 19
    4.4 Besonderheiten des Kieferknochens 20
    4.5 Therapieansatz 21

5. Ziele der Arbeit und Fragestellungen 23

6. Material und Methoden 24
6.1 Tiermodell und Versuchsdesign 24
6.1.1 Präparation der Femuren und Mandibulae 24
6.1.2 Gewinnung von Osteoblasten (Primärkultur) 25
6.1.2.1 Osteoblastenisolation mittels Explantatkultur 25
6.1.2.2 Osteoblastenisolation mittels Verdau 25
6.1.3 Kultivierung und Passagierung 25
6.1.4 Experimentelles Design 26
6.2 Immunhistochemische Nachweisreaktion 29
6.2.1 Probenaufbereitung 29
6.2.2 Etablierung der Färbemethode 29
6.2.3 Immunhistochemische Färbung 29
6.2.3.1 ABC-Methode 29
6.2.3.2 Färbeprotokoll 30
6.3 Qualitative und quantitative Analyseverfahren 32
6.3.1 Qualitative und semiquantitative Expressionsbestimmung 32
6.3.2 Statistische Analyse 32

7. Ergebnisse 34
7.1 Phänotypische Merkmale und Veränderungen 34
7.2 Qualitative und quantitative Ergebnisse 35
7.2.1 RANKL-Expression 36
7.2.2 BMP2/4-Expression 39
7.2.3 Sox-9-Expression 40

8. Diskussion 43
8.1 Methoden 43
8.1.1 Tiermodell 43
8.1.2 Zellkulturmodell 43
8.1.3 Immunhistochemische Verfahren 43
8.2 RANKL 44
8.2.1 Native Osteoblasten 44
8.2.2 Osteoblasten unter Pamidronatexposition 44

    8.2.3 Osteoblasten unter PDGF-BB-Exposition 45

    8.2.4 Osteoblasten unter Koapplikation von Pamidronat und PDGF-BB.. 46

8.3 BMP2/4 46

8.4 Sox-9 47

    8.4.1 Native Osteoblasten.. 47

    8.4.2 Osteoblasten unter Pamidronatexposition.. 47

    8.4.3 Osteoblasten unter PDGF-BB-Exposition 49

    8.4.4 Osteoblasten unter Koapplikation von Pamidronat und PDGF-BB.. 50

8.5 PDGF – Auswirkungen auf den Osteoblastenmetabolismus 50

8.6 Kieferspezifische Besonderheiten der ossären Singaltransduktion 52

8.7 Ausblick.. 54

9. Literaturverzeichnis.. 55

1. Zusammenfassung

1.1 Hintergrund und Ziele

Die Bisphosphonat-assoziierte Kiefernekrose tritt als Folge einer Therapie mit modernen Aminobisphonaten ausschließlich im Kieferknochen auf und ist im extrakranialen Knochen nicht beschrieben worden. Des Weiteren führt die Bisphosphonattherapie zu einer Suppression des Osteoklasten stimulierenden RANK-Liganden. Die Relevanz dieser RANKL-Suppression im Hinblick auf die Entstehung der Bisphosphonat-assoziierten Kiefernekrose ist bislang nicht bekannt. In vorliegender Arbeit soll die RANKL-Expression differentiell in Osteblasten mesenchymaler und neuroektordermaler Herkunft in Interaktion mit dem Aminobisphosphonat Pamidronat untersucht werden, um die Unterschiede in der Wirkungsweise an den Osteoblasten der einzelnen Lokalisationen zu studieren und die RANKL-Suppression als wesentlichen Faktor in der Entstehung der Bisphosphonat-assoziierten Kiefernekrose zu identifizieren. Des Weiteren sollten bereits bekannte positive Effekte der Knochenregeneration unter PDGF-BB-Applikation bei nicht heilenden chronischen Wunden, an mit Bisphosphonat behandelten Osteoblasten geprüft werden.

1.2 Methoden

Zur Klärung der Fragestellung wurden Primärkulturen von Osteoblasten aus der Mandibula, den Femuren sowie den Tibiae von 4 Wistar-Ratten gewonnen. Diese wurden in acht Versuchsgruppen aufgeteilt. Die Osteoblasten mesenchymaler und neuroektodermaler Herkunft wurden entweder mit dem Aminobisphosphonat Pamidronat, dem Mitogen PDGF-BB oder mit einer Kombination aus beiden Substanzen behandelt. Als Negativkontrolle wurden native Osteoblasten mitgeführt. Nach Beendigung des Versuches erfolgte die Fixation und immunhistochemische Aufbereitung der Osteoblasten. Anschließend wurde die relative Zellzahl bestimmt, die labelling indices für die Transkriptionsfaktoren RANKL, Sox-9 und BMP2/4 erhoben sowie die Signifikanz mittels ANOVA-Test (Signifikanzniveau $p \leq 0,05$) geprüft.

1.3 Ergebnisse und Beobachtungen

Im In-vitro-Versuch konnten ungeachtet der Behandlungsmodalität im Osteoblasten der Mandibula signifikant höhere RANKL-Expressionen als im extrakranialen Osteoblasten beobachtet werden ($p = 0,0038$). Dies ist auf den gesteigerten Turnover des Kieferknochens zurückzuführen, welcher die Interferenzen mit dem Aminobisphosphonat Pamidronat verstärkt. Unter Bisphosphonat-Applikation imponierte eine signifikante Reduktion des RANK-Liganden im Osteoblasten neuroektodermaler (Reduktion um 47%) (p = 0,016), sowie im Osteoblasten mesenchymaler Herkunft (Reduktion um 72% im Gegensatz zu nativen Osteoblasten) (p = 0,008). Auf die Applikation von PDGF-BB hin fanden sich in allen Versuchsgruppen, unabhängig von der zusätzlichen Applikation von Pamidronat oder der entwicklungsgeschichtlichen Abstammung der Osteoblasten, knochenähnliche Neubildungen. Die RANKL-Expression nahm in der PDGF-BB exponierten Versuchsgruppe, analog zur mit Pamidronat behandelten Osteoblastenpopulation, ebenfalls ab.

1.4 Praktische Schlussfolgerungen

Die insgesamt höhere RANKL-Expression im Knochen neuroektodermaler Herkunft, sowie dessen Reduktion unter der Applikation von Bisphosphonaten bzw. RANKL-Inhibitoren (Denosumab®), bestätigt die Relevanz dieses Proteins bei der Entstehung der Bisphosphonat-assoziierten Kiefernekrose.

Therapieansätze mit dem in der Behandlung nicht heilender chronischer Wunden erfolgreich eingesetztem PDGF-BB führen, ebenso wie Bisphosphonate, in Osteoblasten zu einer Reduktion des RANK-Liganden und schließen folglich dessen Einsatz in der Therapie der Bisphosphonat-assoziierten Kiefernekrose aus.

In Anbetracht dieser Ergebnisse scheint eine Induktion des RANK-Liganden mittels RANKL-Agonisten wie dem Parathormon erfolgversprechend.

2. Summary

2.1 Background and Objectives

The bisphosphonate-associated osteonecrosis of the jaws (ONJ) occurs as a result of therapy with modern aminobisphonates, exclusively in the jaws and was never described in extracranial bone. Moreover, therapy with bisphosphonates leads to suppression of the osteoclast stimulating RANKL. Relevance of RANKL-suppression on the appearance of ONJ isn't established at the moment. This research has got the aim to study the differences in RANKL-expression in osteoblasts of mesenchymal and neural crest origin, treated with the aminobisphosphonate pamidronate, to identify RANKL-suppression as key factor in the occurrence of ONJ. Furthermore, already established positive effects of PDGF-BB on bone regeneration, used on non-healing chronical wounds, should be proved on cultured osteoblasts treated with bisphosphonats.

2.2 Methods

To verify the assumption, primary cultures of osteoblasts were extracted from the mandible, the femurs and tibiae from 4 wistar rats. These were undergoing repeated passaging, transfered on chamber slides, and separated in eight exploration groups. Osteoblasts from mesenchymal (femur and tibiae) and neural crest (mandible) origin were treated either with the nitrogen containing bisphosphonate pamidronate, the mitogen PDGF-BB or a combination of both substances. The trial extends over a period of seven days. After completing the tests, osteoblasts were fixed and immunhistochemicaly prepared. Afterwards, relative cell numbers were determined, labelling indices for the transcriptional factors RANKL, Sox-9 and BMP2/4 were surveyed and significance ($p \leq 0.05$) was checked with the ANOVA-test.

2.3 Results

In this in-vitro trial, regardless of futher treatment, a significant higher RANKL-expression could be found in osteoblasts of the mandible than in those of extracranial origin ($p = 0,038$). This can be traced back to the higher turnover in the jaws, which enhances the effects of the aminobisphosphonate pamidronate. After application of bisphosphonates a significant reduction of RANKL in osteoblasts of neural crest (reduction of 47%) ($p = 0,016$), as well as in osteoblasts of mesenchymal origin (reduction of 72% compared with native osteoblasts) (p = 0,008) could be evoked. Under application of PDGF-BB, regardless of additional pamidronate-application or the origin of the developing bone, bone-like formations could be detected. RANKL-expression decreased in osteoblasts exposed to PDGF-BB, in analogy to those treated with pamidronate.

2.4 Conclusions

The collectively higher RANKL-expression in bone from neural crest origin, as well as its reduction under application of bisphosphonates or RANKL-inhibitors (Denosumab®), affirms the importance of this protein for the appearance of bisphosphonate-associated osteonecrosis of the jaws.

The attempt of therapy, using PDGF-BB, which is already sucessfully administered in treatment of non-healing chronical wounds, results in, as well as bisphosphonates do, a reduction of RANKL in osteoblasts, and therefore excludes itsself in therapy of ONJ.

In consideration of these results, the induction of RANKL with RANKL-agonists, such as parathormone, could be promising in the future.

3. Einleitung

Seit mehr als 30 Jahren finden Bisphosphonate ihren Einsatz in der Therapie der Osteoporose postmenopausaler Frauen, des Multiplen Myeloms sowie der osteolytischen Knochenmetastasen beim Mamma- und Prostatakarzinom. Durch die Hemmung der Osteoklastenfunktion führen die Bisphosphonate zu einer Hyperkalzifizierung des Knochens, was sich am Patienten in einem geringeren Frakturrisiko der langen Röhrenknochen und der Wirbelsäule sowie beim Tumorpatienten in einer verminderten Metastasierungsrate und somit einer reduzierten Schmerzsymptomatik manifestiert [67]. Demgegenüber treten seit dem Jahre 2003 erstmals Meldungen über Kiefernekrosen auf, welche zeitlich mit der Markteinführung von intravenös applizierten Aminobisphosphonaten korrelieren. Diese in ihrer chemischen Struktur modifizierte Medikamentengruppe übertrifft in ihrer Potenz ihre Vorgänger um ein Vielfaches [4]. Die dadurch hervorgerufenen Kiefernekrosen imponieren klinisch durch chronisch freiliegenden Knochen, sekundär können sich im betroffenen Kieferareal Superinfektionen mit gram-negativen Bakterien, Weichteilschwellungen, Sensibilitätsstörungen sowie ein stark ausgeprägter Foetor ex ore entwickeln, begleitet von starken Schmerzen [87]. In 50-75% der Fälle werden Bisphosphonat-assoziierte Kiefernekrosen als Folge vorangegangener zahnärztlicher oder kieferchirurgischer Eingriffe beschrieben [41]. Sind die Nekrosen bereits manifest, stehen bislang keine zufriedenstellenden Therapieoptionen zur Verfügung. Bei kleineren Befunden kann ein Therapieversuch mit lokaler Revision und/oder langfristiger offener Nachbehandlung unternommen werden. Führt dies nicht zum gewünschten Erfolg oder ist der nekrotische Bereich weiter ausgedehnt, wird eine Resektion des betroffenen Knochenabschnittes sowie eine anschließende plastische Deckung erforderlich. Das intraoperativ entstandene Trauma kann erneut ein Rezidiv begünstigen [70]. Durch die langen Halbwertszeiten der Aminobisphosphonate von mehr als 10 Jahren führt auch das Absetzen des Medikaments zu keiner Verbesserung der Therapiemöglichkeiten. Eine erfolgreiche Behandlung der Bisphosphonat-assoziierten Kiefernekrosen ist aufgrund der nicht lückenlos geklärten Wirkungsweise des Medikamentes derzeit nicht möglich. Diese unerwünschten Arzneimittelwirkungen wurden in der Vergangenheit bei oraler Gabe von Bisphosphonaten älterer Generationen nicht beobachtet und treten seit Anwendung parenteral verabreichter Aminobisphosphonate (Pamidronat, Zoledronat) nun mit steigender Prävalenz auf [42].

Ein Therapieansatz besteht möglicherweise in der Verabreichung von PDGF, einem mitogenen Zytokin im Rahmen von Wundheilungsprozessen. In-vitro wurde bereits nach Zusatz des Mitogens PDGF ein signifikanter Anstieg der Zellzahlen von menschlichen Knochenzellen im Vergleich zu Kontrollkulturen beschrieben [34].

Die Ätiologie der ausschließlich im Kiefer auftretenden Nekrosen ist bislang ungeklärt. Möglich erscheint ein Zusammenhang mit der entwicklungsgeschichtlichen Abstammung der Kieferosteoblasten. Skelettale Osteoblasten finden ihren Ursprung in mesenchymalem Gewebe, Osteoblasten des Kiefers hingegen entstehen aus Derivaten der kranialen Neuralleiste und sind somit neuroektodermaler Herkunft. Diese Tatsache wurde bislang nicht berücksichtigt und stellt den Ausgangspunkt für folgende experimentelle Untersuchung dar.

Die Aufgabenstellung des vorliegenden Dissertationsprojektes besteht nun in der vergleichenden Analyse von Osteoblasten unterschiedlicher entwicklungsgeschichtlicher Abstammung in Interaktion mit Aminobisphosphonaten sowie unter dem Einfluss mitogener Eigenschaften des Zytokins PDGF.

4. Stand der Forschung

4.1 Bisphosphonate

4.1.1 Indikationen der Bisphosphonat-Gabe

Bisphosphonate werden seit mehr als 30 Jahren in der Therapie der osteolytischen Knochenmetastasen erfolgreich therapeutisch eingesetzt. Eine Reihe solider Tumoren wie das Mamma-, Prostata-, Bronchial-, Nierenzell- oder Schilddrüsenkarzinom neigen zur hämatogenen Metastasierung in das Skelett. Diese ossären Metastasen wie auch das Multiple Myelom führen über parakrine Stimulation zu einer inadäquat überschießenden Osteoklastendifferenzierung und -aktivierung mit konsekutiver fortlaufender Osteolyse. Sie sind im Knochen häufig symptomatisch und beeinträchtigen den Patienten durch starke Schmerzen. Das klinische Beschwerdebild umfasst des Weiteren pathologische Frakturen infolge ausgedehnter Osteolysen der von Metastasen betroffenen Knochenanteile [68].

Begonnen mit der palliativen Indikation zur Therapie osteolytischer Tumoren wurden die Bisphosphonate zunehmend präventiv eingesetzt. Das Indikationsspektrum wurde im weiteren zeitlichen Verlauf durch die Osteoporose ergänzt, da dieser Erkrankung wie auch der Ätiologie des Mobus Paget, eine gesteigerte Aktivität bzw. Fehlsteuerung von Osteoklasten zugrunde liegt. Die Bisphosphonate führen hierbei zu einer Inhibition der Osteoklastenaktivität sowie Induktion deren Apoptose. Bei Osteoporosepatienten resultiert dies in einer signifikanten Zunahme der Knochendichte im Bereich von Wirbelsäule, Hüfte und übrigem Körperskelett. Schmerzhafte vertebrale und nichtvertebrale Frakturen können dadurch erfolgreich verhindert werden [21, 48, 67]. Auch bei der Therapie der Osteogenesis imperfecta macht man sich die durch Bisphosphonate induzierte Hypermineralisation des Knochens und somit geringere Frakturhäufigkeit zunutze [40].

Mit dem erweiterten Indikationsspektrum erhöht sich allerdings auch die Inzidenz Bisphosphonat spezifischer Nebenwirkungen, und folglich die Notwendigkeit der Erforschung neuer Therapiemöglichkeiten, insbesondere der Kiefernekrosen.

4.1.2 Chemie und Evolution der Bisphosphonate

In den 1960er Jahren wurde das anorganische Pyrophosphat als endogener Regulator der Knochenmineralisation identifiziert [69].

In-vivo zeigte es eine hohe Affinität zum Calciumphosphat und reduzierte dessen Kristallisation. Parenteral verabreicht hemmte es auch experimentell induzierte

Verkalkungen. Die daraufhin synthetisierten Bisphosphonate gehen eine Bindung mit dem Hydroxylapatit des Knochens ein und hemmen selektiv die osteoklastenvermittelte Knochenresorption [25, 50].

Als erstes und wirkungsschwächstes Bisphosphonat wurde im Jahre 1969 Etidronat erfolgreich bei der Behandlung extraossärer Verkalkungen eines Patienten mit Myositis ossificans progressiva angewendet [5]. Das pharmakologische Bestreben nach zunehmender antiresorptiver und antiproliferativer Aktivität sowie einem größerem Wirkungspotential wurde durch verschiedene strukturelle Variationen realisiert. Die stärkste Calciumaffinität konnte durch Substitution einer Seitenkette durch eine Aminogruppe erzielt werden [7]. Die primär orale Applikationsform wurde in den frühen 90er Jahren durch die intravenöse Applikation des Aminobisphosphonates Aredia® (Pamidronat), zur Behandlung tumorassoziierter Knochenresorptionen, ergänzt. Im weiteren zeitlichen Verlauf folgen immer potentere Aminobisphosphonate wie das Zoldronat, dessen antiresorptive Potenz die des Etidronats um das 20000-fache übertrifft. Sie finden Anwendung beim Multiplen Myelom, bei Knochenmetastasen des Mamma- und Prostatakarzinoms sowie bei tumorinduzierter Hyperkalzämie. Die chemische Variation durch Anbringen von Stickstoffatomen führte zu einem verbesserten Wirkungspotential, jedoch auch zu einer stärkeren Akkumulation im Knochen und infolgedessen zu einer größeren Inzidenz von Bisphosphonat assoziierten Kiefernekrosen [41].

4.2 Knochenmetabolismus

Im physiologischen Knochenstoffwechsel liegt ein empfindliches Gleichgewicht in der Interaktion von Osteoklasten und Osteoblasten vor, welche sich über verschiedene Zytokine gegenseitig regulieren. Eine genaue Kenntnis dieser Regelmechanismen stellt die Grundlage für das Verständnis der Wirkungsweise der Bisphosphonate dar.

4.2.1 Osteoklasten

Osteoklasten gehören zum mononukleär-phagozytären System (MPS) und sind für die Knochenresorption zuständig. Sie unterliegen dem modulierenden Einfluss diverser, systemisch wie lokal wirksamer, Hormone und Zytokine in stimulierender (RANKL, IL-1, IL-6, PGE2 TNFα und -β, PTH, PTHrP, TGF-α, Thyroxin) bzw. inhibierender (BMP2, BMP4, TGF-β, Calcitonin, β-Interferon, Glukokortikoide, PDGF) Weise [10, 55]. Des

Weiteren befinden sich an der Oberfläche Rezeptoren für Östrogene, die als Inhibitor der Osteoklasten fungieren und mit deren postmenopausaler Reduktion physiologisch eine verminderte Knochendichte einhergeht.

4.2.2 Osteoblasten

Die Hauptfunktion der Osteoblasten besteht in der Produktion von BMPs (Bone Morphogenetic Protein) und somit in der Synthese des Osteoids. Des Weiteren exprimieren sie die für die Kalzifizierung essentiellen Gene und regulieren die Aktivität der Osteoklasten. Platelet-Derived Growth Factor (PDGF) stimuliert u. a. die Differenzierung der Osteoblasten [10, 12].

4.2.3 RANK(L) - vermittelte Osteoklasten - Osteoblasten - Interaktion

Osteoklasten und Osteoblasten bilden eine funktionelle Einheit im Knochenmetabolismus. Mehrere in größeren Resorptionslakunen befindliche Osteoklasten, welche von Osteoblasten und deren formiertem Osteoid umgeben sind, bilden eine sogenannte „bone metabolic union" (BMU). Unter physiologischen Bedingungen resorbiert der Osteoklast Knochensubstanz mit Hilfe von H+Ionen und proteolytischen Enzymen als Reaktion auf Stimulation mit dem von Osteoblasten sezerniertem oder an der Zellmembran gebundenem RANKL (receptor activator of nuclear factor-κB Ligand) [78]. Hierbei handelt es sich um ein Mitglied der TNF (Tumor necrosis factor) Superfamilie und den entscheidenden Faktor in der Osteoklastengenese. Durch Interaktion mit seinem Rezeptor RANK auf der Zellmembran der Osteoklasten und in Gegenwart von M-CSF (macrophage colony-stimulating factor) und anderen Kostimulatoren wird über die Aktivierung von TRAFs (tumor necrosis factor receptor-associated factors) 1, 2, 3, 5 und 6 und der Stimulierung der Proteinkinase c-JNK (Jun N-terminalen Kinase) die Entwicklung der osteoklastären Reihe aus dem hämatopoetischen Kompartment induziert. Die Differenzierung zu Osteoklastenvorstufen sowie die Aktivierung reifer Osteoklasten wird, bei gleichzeitiger Inhibierung der Apoptose, gefördert [13, 20]. Des Weiteren wird durch die Aktivierung des RANK-Rezeptors die Produktion von c-Fos initiiert, welches über Protein-DNA-Wechselwirkungen die Transkriptionsrate der für die Osteoblastenfunktion essentiellen Gene erhöht. Eine Regulation erfolgt durch die gleichzeitige Aktivierung von Interferon-β, welches über parakrine Mechanismen die Differenzierung angrenzender Osteoklasten inhibiert [18, 23].

Die Osteoklastenaktivierung führt über die Osteolyse zur Freigabe von BMP sowie IGF-1 und IGF-2, welche bei der Osteogenese von Osteoblasten in den Knochen transportiert wurden und ca. 1% der organischen Knochenmatrix repräsentieren. BMPs und IGFs aktivieren wiederum Osteoblasten und fördern deren Differenzierung aus Stammzellen und somit die Regeneration des Knochens. Da die Möglichkeit besteht, dass die Geschwindigkeit der Resorption die der Apposition übersteigt, besitzt der Osteoblast die Fähigkeit mit inhibitorischen Zytokinen die Osteoklastenfunktion zu limitieren. Dies ist im Wesentlichen Osteoprotegerin (OPG), welches im körpereigenen Regelkreis als endogener Rezeptorantagonist am RANK-Rezeptor auf der Zellmembran der Osteoklasten wirkt, und somit alle stimulierenden Effekte von RANKL auf die Osteoklastenentwicklung neutralisiert. Das OPG/RANKL-System als essentielles Zytokinnetzwerk ist befähigt alle Aspekte der Osteoklastenfunktion, einschließlich Proliferation, Differenzierung, Fusion, Aktivierung und Apoptose zu regulieren [2].

Auch durch das Zurückhalten bzw. Bereitstellen von cAMP (cyclic adenosine monophosphate), gp130 und 1,25-dihydroxyvitamin D3, alle essentiell für die Produktion von Osteoklasten, kontrolliert der Osteoblast indirekt die Knochenresorption. Bei ausgewogener Balance des OPG/RANKL Systems herrscht ein physiologischer Knochenumbau. Verschiebt sich das Gleichgewicht bei Östrogenmangel oder osteolytischen Tumoren (Multiples Myelom, Knochenmetastasen) zu Gunsten des RANK-Liganden, resultiert eine gesteigerte Knochenresorption. Die Funktionen von Osteoklasten und Osteoblasten sind somit unabdingbar miteinander verknüpft.

4.3 Wirkungsweise der Bisphosphonate

Die Wirkung der Bisphosphonate beruht im Wesentlichen auf der Reduktion der Knochenresorption und somit des Knochenumbaus. Sie weisen eine starke Adhäsion an die Calciumionen der Knochenoberfläche auf, besonders an Lokalisationen mit erhöhter Knochenumbaurate, wie den Epiphysenfugen, den freiliegenden Calciumionen der Resorptionslakunen sowie an der Maxilla bzw. Mandibula. Der Osteoklast inkorporiert die an das Calcium gebundenen Bisphosphonate durch Phagozytose mit folgender Degeneration der „ruffled border" [72]. Die verminderte Knochenresorption führt zu quantitativ weniger exponiertem BMP, ILG-1 und ILG-2 und infolgedessen zu verminderter Osteoblastenstimulation und Apposition neuen Osteoids.

In Osteoblasten führen Bisphosphonate zu einer Aktivierung der Extracellular Signal-Regulated Kinases (ERKs) mit konsekutiver Phosphorylierung des pro-apoptotischen Proteins BAD (Bcl-2 associated death promoter), verbunden mit dessen Inaktivierung. Somit führen Bisphosphonate im Gegensatz zur Wirkung in Osteoklasten, bei Osteoblasten zu einer Inhibition der Apoptose [63].

Der Hauptmechanismus der Bisphosphonate beruht in der Suppression des für die Osteoklastendifferenzierung essentiellen RANKL. Da die physiologische Stimulation des RANK-Rezeptors auf Osteoklastenvorläuferzellen ausbleibt, kann die Aktivierung einer Vielzahl osteoklastärer Zellfunktionen nicht stattfinden. Die Differenzierung von Osteoklastenprogenitoren und deren Fusion sowie die Rekrutierung reifer Osteoklasten sind stark eingeschränkt. Zusammenfassend liegt somit ein geringeres Reservoir an resorptionsfähigen Osteoklasten vor. Unterstützt wird dieser Effekt durch eine Stimulation der OPG-Expression, bedingt durch die Bisphosphonat-aktivierte Erhöhung des TNF-α converting enzymes (TACE) [39, 60, 80]. Physiologischerweise bindet OPG kompetitiv an RANKL und neutralisiert so alle biologischen Wirkungen. Eine Zunahme dieses Zytokins resultiert in einer zusätzlichen Inaktivierung des RANK-Liganden durch dessen kompetitive Bindung, und Blockierung der Interaktion mit dem RANK-Rezeptor. Der genaue Angriffspunkt der Bisphosphonate ist unbekannt, jedoch resultiert effektiv eine RANKL-Reduktion, welche letztendlich zur Inhibition der Osteoklastenformation führt.

Wie in anderen Untersuchungen gezeigt werden konnte, führt die Überexpression von OPG zu einer massiven Osteopetrose mit vermehrter Produktion mineralisierten trabekulären Knochens bei reduzierter Osteoklastenzahl [74]. Durch die Interaktionen des OPG/RANKL/RANK-Systems manifestiert sich auch eine RANKL-Suppression, wie unter Bisphosphonatmedikation, in einer zunehmenden Knochenmasse. Die Untersuchungsergebnisse konnten zeigen, dass der RANKL-OPG-Quotient positiv mit der Resorptionsfunktion der Osteoklasten und negativ mit der Knochenmasse korreliert. Die Intervention der Bisphosphonate im OPG/RANKL/RANK-Gleichgewicht ist somit maßgeblich an deren Wirksamkeit beteiligt. Ein weiterer Effekt der Bisphosphonate auf den Knochenmetabolismus besteht in der Hemmung des Mevalonat-Stoffwechsels, der für die Biosynthese von Cholesterin essentiell ist. Präparate der 1. Generation gehen eine Bindung mit Adenosinmonophosphat, unter Bildung eines nicht hydrolysierbaren ATP-Analogons ein. Die Aminobisphosphonate der 2. Generation hemmen aufgrund ihrer sterischen Ähnlichkeit mit Dimethylallyl-Pyrophosphat (DMAAP) kompetitiv dessen enzymatische Umsetzung in Geranyl-Pyrophosphat (GPP) [8]. Aminobisphosphonate der 3. Generation blockieren zusätzlich die Synthese von Farnesylpyrophosphat (FPP) bzw. Geranylgeranylpyrophosphat (GGPP) aus GPP [22, 89]. Die lange Lipidkette des Farnesyl-PP verankert GTPasen mit den gebundenen Proteinen Ras bzw. Laminin B in der Zellmembran. Ras ist für die Zellproliferation essentiell und führt bei dessen Mangel zur Apoptose der Osteoklasten [57]. Verminderte Synthese von Laminin B bedingt einen mangelhaften Verbund der Kernmembran mit folgender Digestion des Chromatins durch Endonucleasen [52]. Mit Hilfe der Geranylgeranyl-GTPasen verankern sich die prenylierten Signalproteine Rho, Rac und Rab in der Zellmembran. Rho organisiert den Verbund der Aktinfilamete im Zytoskelet. Durch dessen Reduktion verliert der Osteoklast die Fähigkeit ein organisiertes Zytoskelett auszubilden und leitet die Apoptose ein [65, 90]. Die Retraktion der „ruffled border" ist auf einen Mangel an Rac zurückzuführen und mit vermindertem Rab gehen Defekte des vesikulären Transportsystems einher [59, 66, 89]. Alle Effekte finden nicht spezifisch in Osteoklasten statt, jedoch sind diese durch die Aufnahme des Bisphosphonats in großen Mengen im Rahmen der Phagozytose besonders betroffen.

Neueren Erkenntnissen zufolge besitzen Aminobisphosphonate auch direkte Auswirkungen auf Tumorzellen. Sie inhibieren die Adhäsion der Tumorzellen an die Knochenoberfläche und verhindern deren Invasion durch die extrazelluläre Matrix. Nach Applikation von Zoledronat zeigen sich durch Reduktion der Zytokine Vascular Endothelial Growth Factor (VEGF), basic Fibroblast Growth Factor (bFGF) und Metalloproteinase 2 (MMP-2), antiangiogenetische Effekte, sowie eine Verminderung der Tumorzellinvasion [24]. In höheren Bisphosphonatkonzentrationen werden antiproliferative und pro-apoptotische Effekte erkennbar, wie bereits mit Pamidronat bei menschlichen Myelomzellen gezeigt wurde [26].

4.3.1 Unerwünschte Arzneimittelwirkungen

4.3.2 Bisphosphonat-assoziierte Kiefernekrose

Im Jahre 2003 beschrieb Marx erstmals Knochennekrosen im Ober- und Unterkiefer bei 36 Patienten, welche über einen langen Zeitraum mit intravenösen Aminobisphosphonaten (Pamidronat, Zoledronat) behandelt wurden [42]. Seither steigt mit zunehmender Verabreichung des Medikaments, die Inzidenz dieser Bisphosphonat-assoziierten Kiefernekrosen.

Leitsymptom der Nekrosen ist langfristig freiliegender Kieferknochen ohne spontane Sekundärheilungstendenz innerhalb von sechs bis acht Wochen und Therapieresistenz gegenüber etablierten chirurgischen und medikamentösen Behandlungskonzepten.

Das Bild von Osteonekrosen des Kiefers ist allerdings kein Neues. Bereits 1899 wurde im British Medical Journal von ähnlichen Kiefernekrosen, den so genannten „phossy jaws", berichtet. Diese Nekrosen traten bei Arbeitern der Streichholzindustrie auf, welche täglich Dämpfen von weißem und gelbem Phosphor ausgesetzt waren [27].

Die Nekrosen finden sich bevorzugt im Unterkiefer, sie beginnen stets am Alveolarfortsatz und breiten sich sekundär im übrigen Knochen aus. Der Alveolarfortsatz weist im Vergleich zum übrigen Skelettsystem eine 10-fach höhere Knochenumbaurate auf. Da Bisphosphonate in Bereichen erhöhten Knochenumbaus besonders stark akkumulieren ist der Alveolarknochen besonderes betroffen. Durch die Hemmung der Osteoklastenfunktion finden physiologische Remodellationsvorgänge nicht mehr statt. Es resultiert eine Hyperkalzifizierung des Knochens. Frühe radiologische Anzeichen einer beginnenden Nekrose sind Sklerose bzw. Verlust der Lamina dura mit erweitertem Parodontalspalt. Den Nekrosen vorangegangen ist meist eine langjährige Therapie mit intravenösen Aminobisphosphonaten, insbesondere Pamidronat und Zoledronat. Auslösende Faktoren sind neben dem spontanen Auftreten vor allem invasive chirurgische Maßnahmen wie Zahnextraktionen, parodontalchirurgische Eingriffe, Wurzelspitzenresektionen oder Implantatinsertionen.

Weiterhin zeigen sich Korrelationen zum Grad der Mineralisation des Knochens. Durch Bisphosphonate ausgelöste Hypermineralisationen bei Patienten die zu Therapiebeginn einen physiologischen Knochenmetabolismus aufweisen, scheinen den entscheidenden Faktor für die Entwicklung von Kiefernekrosen darzustellen. Im Umkehrschluss lässt sich feststellen dass die Nekrosen bei prätherapeutisch reduzierter Knochendichte nicht auftreten, da die Bisphosphonate zu einer vermehrten Kalzifizierung führen, welche sich jedoch im physiologischen Rahmen bewegt und keine Hyperkalzifizierung im Sinne eines osteopetrotischen Zustandes darstellt. In diesem Patientenkollektiv, welches Osteoporose- und Osteogenesis imperfecta Patienten beinhaltet, hatte die Bisphosphonattherapie keine erhöhte ONJ-Inzidenz zur Folge [33, 40]. Der genaue Entstehungsmechanismus der Bisphosphonat-assoziierten Kiefernekrosen bleibt allerdings weiterhin ungeklärt.

Die Kiefernekrosen treten gleichermaßen bei bezahnten und unbezahnten Patienten, sowie im Bereich mandibulärer und palatinaler Tori auf. So kommen nicht ausschließlich die Zähne und deren Behandlungsmaßnahmen als auslösender Faktor in Betracht. Der Kieferknochen muss sich folglich durch andere Parameter als die Zähne vom übrigen Skelett unterscheiden.

4.4 Besonderheiten des Kieferknochens

Die meisten Knochen des Skeletts entstehen über den Weg der enchondralen Ossifikation des knorpeligen Primordialskeletts. Die Knochen der Calvaria, der lateralen Teile der Claviculae und des Kieferknochens bilden sich durch desmale Ossifikation direkt aus mesenchymalem Gewebe. Im Bereich der Kiefer stammt das Mesenchym aus Zellen der kranialen Neuralleiste. Diese formiert sich durch Faltung des Ektoderms und zeichnet sich im Bereich des Kopfes durch ein großes Differenzierungspotential aus. Im anterioren Bereich des Rhombenzephalons bildet sich mit Zellen des Mesencephalons das Ektomesenchym des ersten Kiemenbogens [47]. Dieser besteht aus dem Maxillar- und dem Mandibularfortsatz, wobei ersterer die desmale Ossifikation der Maxilla induziert. Der dorsale Anteil des ersten Kiemenbogens, der sogenannte Meckel'sche Knorpel, degeneriert im Laufe der embryonalen Entwicklung und initiiert die desmale Ossifikation des Mandibularfortsatzes.

Für die weitere Differenzierung werden im ersten Kiemenbogen Gene der Homöobox-Familie wie Msx-1 und Msx-2 exprimiert, welche ausschließlich an dieser Lokalisation zu finden sind [31]. Msx-2 ist mit 97% der Basenpaare identisch mit Msx-1 und verhält sich funktionell nahezu redundant. Beide sind stimulierende Transkriptionsfaktoren der Osteoblastenproliferation während der skelettalen Entwicklung und Frakturheilung. Im Embryo werden Msx-1 und Msx-2 im anterioren Mesenchym des ersten Kiemenbogens gebildet, sie initiieren Verdichtungen im darüber liegenden Epithel aus denen die

Zahnanlagen hervorgehen [9, 32]. Postnatal persistiert Msx-1 über die ganze Adoleszenz hinweg ausschließlich im Alveolarknochen und im parodontalen Ligament. Dies unterscheidet den Kieferknochen wesentlich vom übrigen Rumpf- und Extremitätenskelett in dem die Transkription dieses Faktors lediglich transient während der Frakturheilung stattfindet.

Des Weiteren beteiligt sich Sox-9 (SRY (sex-determining region Y)-related HMG box gene 9) an der Determinierung früher Neuralleistenzellen. Hierbei handelt es sich um einen Transkriptionsfaktor der Sox-Familie aus der Gruppe der High Mobility Group-box Gene. Zusammen mit L-Sox-5 und Sox-6 ist dieser ein potenter Induktor der für die Knorpelbildung essentiellen Gene wir Kollagen Typ II (Col2a1) und Aggrecan. Die Expression beginnt bereits in mesenchymalen Chondroprogenitorzellen, führt zur Differenzierung in Chondroblasten und initiiert die Knorpelbildung.

Da Sox-9 die Kondensation mesenchymaler Zellen bewirkt, welche sowohl der Chondro-, als auch der Osteogenese vorangeht, manifestiert sich eine Haploinsuffizienz des Sox-9 Gens ebenso in der Knochenentwicklung in Form einer vorzeitigen Ossifikation des Skelettsystems. Eine Reduktion von Sox-9 führt zu einer Hypertrophie der reifen Chondrozyten und initiiert somit die Ossifikation in den Epiphysenfugen. Die daraus resultierende meist letale Erkrankung, die Kampomele Dysplasie, äußert sich in verkürzten und deformierten Röhrenknochen von Ober- und Unterschenkel sowie einer Mikrognathie [29]. Sox-9 ist neben der Expression in Chondrozyten und deren Vorläuferzellen auch an der Differenzierung und Maturation der Gesichtsmuskeln sowie der Schmelzbildung beteiligt [86].

Die Ursache für die verstärkten Effekte der Bisphosphonate im Kieferknochen ist eine relative Überdosierung, die durch eine vermehrte Vaskularisation und eines erhöhten turnovers hervorgerufen wird. Diese lokalisationsbezogenen Besonderheiten lassen sich wiederum mit der Präsenz von speziellen Transkriptionsfaktoren begründen, welche im extrakranialen Skelett nicht oder in unterschiedlicher Intensität exprimiert werden.

4.5 Therapieansatz

Die durch Bisphosphonate hervorgerufene Depression des Knochenstoffwechsels mit konsekutiver Heilungsstörung der nekrotischen Knochenbereiche wirft die Notwendigkeit einer Therapie mit Induktoren der Zellproliferation auf.

In der Vergangenheit wurde bei Wundheilungsstörungen unterschiedlicher Genese als Therapeutikum das Mitogen PDGF gewählt. Durch experimentell zu verzeichnende positive Effekte in der Frakturheilung [51], liegt die Vermutung nahe auch bei Bisphosphonat-assoziierten Kiefernekrosen Behandlungserfolge durch Osteoblastenstimulation mit diesem Wachstumsfaktor erreichen zu können. Zu diesem Zweck wurde die Isoform PDGF-BB gewählt, da sich diese bereits als Stimulator der Mitogenese bei Knochenmarksstammzellen und Osteoblasten klinisch bewährt hat [14].

5. Ziele der Arbeit und Fragestellungen

Die Auswirkungen der Bisphosphonat-Applikation auf Osteoklasten sind weitestgehend verstanden, wohingegen die Effekte auf Osteoblasten bislang nicht detailliert entschlüsselt werden konnten. Zum anderen besteht die Annahme einer Problematik der unterschiedlichen Interaktionen von Bisphosphonaten mit Osteoblasten unterschiedlicher embryonaler Abstammung. Zur Erörterung dieser Fragestellung und der Frage der Beeinflussung der Zellproliferation und Differenzierung durch Interaktion mit dem Mitogen PDGF-BB, wurde ein Zellkulturmodell mit Osteoblasten der Mandibula sowie der Femuren und Tibiae der Wistar-Ratte herangezogen. Zu eruieren sind folgende Fragestellungen:

1. Ist das Zellkulturmodell in Anbetracht fehlender systemischer Einflussgrößen auf den Osteoblastenmetabolismus, sowie der ausbleibenden Interaktion mit anderen Zellen des Knochenstoffwechsels, für Untersuchungen dieser Art die geeignete Methode?
2. Wie reagieren Osteoblasten mesenchymaler und neuroektodermaler Abstammung auf die Pamidronat- bzw. PDGF-BB-Applikation hinsichtlich der RANKL-Expression in-vitro?
3. Lassen sich anhand der BMP2/4-Expression Rückschlüsse auf den Mineralisationsgrad des Knochens unter Pamidronat- bzw. PDGF-BB-Exposition ziehen?
4. Welche Veränderungen der Sox-9-Expression ergeben sich nach Pamidronat- bzw. PDGF-BB-Applikation?
5. Lassen sich bei mit Bisphosphonaten behandelten Osteoblasten positive Effekte hinsichtlich des osteogenen Potentials unter Koapplikation von PDGF-BB verzeichnen?
6. Welche Besonderheiten der ossären Signaltransduktion des Osteoblasten neuroektodermaler Herkunft prädisponieren den Kieferknochen für die Ausprägung von Bisphosphonat-assoziierten Kiefernekrosen?

6. Material und Methoden

6.1 Tiermodell und Versuchsdesign

Zur Bearbeitung der Fragestellung wurden Zellkulturen aus Kiefer- und Beinosteoblasten gezüchtet. Als Versuchstier wurde die Wistar-Ratte (Charles River Wiga, Sulzfeld, Germany) gewählt, da deren Modell für die Untersuchung Bisphosphonat-assoziierter Veränderungen des Knochenmetabolismus sowie die Methoden zur Analyse der Signaltransduktion und Matrix-remodelling bereits etabliert sind [37, 71]. Insgesamt wurden 4 männliche Wistar-Ratten mit einem Körpergewicht von 200-300g herangezogen. Die Tiere wurden unter konstanten Versuchsbedingungen bei 20 ± 0,5°C Raumtemperatur und 55% relativer Luftfeuchte mit abwechselnden Hell- und Dunkelperioden von jeweils 12 Stunden gehalten. Sie erhielten Standardfutter (No. 1320, Altromin, Lage, Germany) und Wasser ad libitum. Ein genehmigter Tierversuchsantrag (Nr. 54-2532.1-3/09) von der Bezirksregierung von Mittelfranken liegt vor.

6.1.1 Präparation der Femuren und Mandibulae

Die Tiere wurden durch eine intraperitoneale Ketamin-Rompun-Narkose (Ketamin 0,1 ml/100 g KG; Rompun 2%; 0,02 ml/ 100 g KG) anästhesiert, anschließend erfolgte die Präparation der Femuren, Tibiae und Mandibulae und die Tötung der Tiere mit einer Überdosis Pentobarbital i.p.. Die entnommenen Knochenanteile wurden in Harvest-Medium (DMEM + 10% FCS + 100 IU Penicillin + 100 IU Streptomycin) bei 37°C asserviert. Unter sterilen Bedingungen wurde Muskulatur sowie adhärentes Bindegewebe mit dem Skalpell abpräpariert. Anschließend erfolgte die Entfernung der Epiphysen von den Femuren und Tibiae, um eine Verunreinigung mit Knorpelgewebe zu vermeiden. Die gewonnen Knochenproben wurden grob zerkleinert und die Hälfte mittels Schwingmühle (Retsch, Haan, Deutschland) behandelt um eine maximale Oberfläche zur Explantatkultur zu erzielen. Die zweite Hälfte wurde zur Osteoblastenisolation mittels Verdau behandelt. Von den Mandibulae wurden Condylus, Zahnreihen, Symphysenregion, sowie aufgrund des den gesamten Corpus durchziehenden Frontzahnes, der gesamte Corpus entfernt und lediglich Bereiche des Ramus mandibulae verwendet. Weiterhin wurde analog der Behandlung der Femuren und Tibiae verfahren.

6.1.2 Gewinnung von Osteoblasten (Primärkultur)

6.1.2.1 Osteoblastenisolation mittels Explantatkultur

Die Erzielung einer maximalen Oberfläche der Knochenpartikel erfolgte durch initiale manuelle Zerkleinerung, gefolgt von einer Behandlung mittels Schwingmühle. Diese wurde dreimalig für 10 sec bei 15 U/sec (Kiefer) bzw. 20 sec bei 30 U/sec (Bein) betätigt um eine optimale Partikelgröße zu erhalten. Die so vorbehandelten Knochenanteile wurden in Isolationsmedium (DMEM + 10% FCS + 100 IU Penicillin + 100 IU Streptomycin + 1% [DMEM + 2,5 mg Ascorbat] welches mithilfe eines 0,2µm porigen Membranfilters steril filtriert wurde) resuspendiert und in 25 cm² Zellkulturflaschen ausgesät.

6.1.2.2 Osteoblastenisolation mittels Verdau

Alternativ erfolgte die Isolation der Osteoblasten aus der Hälfte der Knochenproben durch enzymatischen Verdau mit Kollagenase H. Hierfür wurden die Mandibulae sowie separat die Femuren und Tibiae in einer mit Harvest-Medium gefüllten Zellkulturschale unter der Sterilbank bis auf eine Fragmentgröße von ca. 3mm² zerkleinert. Anschließend wurden diese in einer 0,05 %igen Trypsin-EDTA + 0,1% Kollagenase-H-Lösung für 10 min bei 37°C im Thermomixer bei 1000 rpm rotierend inkubiert. Der gebildete Überstand wurde entnommen und für 5 min bei 1500U/min zentrifugiert. Nach Enzymneutralisation, Waschung und erneuter Zentrifugation wurde das hierbei entstandene Zellpellet isoliert und in Osteoblasten-Kulturmedium (DMEM + 15% FCS + 2% Pen/Strep + 10/-3 M Dexamethasone zur osteogenen Differenzierung) resuspendiert.

Nach erneuter Zugabe einer frischen Kollagenase-Lösung zu den Knochenpartikeln erfolgte eine insgesamt 4-malige Wiederholung des Verdauungsprozesses und Gewinnung eines Zellpellets. Die Osteoblasten aus dem ersten Verdau wurden verworfen, Zellen des 2., 3., 4. und 5. Verdaues wurden gemeinsam in Osteoblasten-Kulturmedium resuspendiert und in 25 cm² Zellkulturflaschen primärkultiviert.

6.1.3 Kultivierung und Passagierung

Die Kultivierung der Osteoblasten erfolgte im Inkubator bei 37°C, 5% CO2 und 90% relativer Luftfeuchte. Das Medium wurde alle 3 Tage durch Abpipettieren des Überstandes und Ersatz durch neues DMEM gewechselt.

Am 15. Tag zeigte die lichtmikroskopische Kontrolle eine Konfluenz des Zellrasens über 70-90% des Flaschenbodens. Um eine Absinken der Proliferationsrate bei zu hoher Zelldichte zu vermeiden und die Reinheit der Zellkultur durch Passagieren zu erhöhen, erfolgte die erste Subkultivierung in 75 cm² Zellkulturflaschen. Hierfür wurde das verbrauchte Medium abgezogen und die Zellen zweimal in PBS gewaschen, um eine Beeinträchtigung der Trypsinwirkung durch Mediumrückstände zu vermeiden. Jede Flasche wurde mit Trypsin-EDTA versetzt und für 5 min bei 37°C inkubiert. Das Ablösen der Zellen vom Kulturflaschenboden wurde unter dem Lichtmikroskop kontrolliert und durch vorsichtiges Beklopfen der Kulturflasche mechanisch unterstützt. Die nachfolgende Zugabe der doppelten Menge Zellkulturmedium führte zur sofortigen Bindung des EDTAs mit Inaktivierung des Trypsins und seiner zytotoxischen Wirkung. Die entstandene Zellsuspension wurde bei 1000 rpm zentrifugiert und das hierbei gewonnene Zellpellet in frischem Osteoblastenmedium resuspendiert. Es folgte eine Verteilung des Resuspendats auf neue Kulturflaschen.

Am 22. Tag nach Zellaussaat und abermaliger Konfluenz der Osteoblasten erfolgte die Überführung in 175 cm² Zellkulturflaschen. Für die nachfolgenden Versuche konnten so Zellen der 2. Passage verwendet werden.

6.1.4 Experimentelles Design

Zur Klärung der Fragestellung erfolgte die Einteilung in 2 Vergleichsgruppen. Beinosteoblasten als Vertreter der mesenchymalen Abstammung sowie Kieferosteoblasten als Abkömmlinge der kranialen Neuralleiste. Diese Gruppen wurden wiederum nach folgendem Schema mit einem Aminobisphosphonat der 2. Generation, dem Pamidronat, mit dem Mitogen PDGF sowie mit einer Kombination aus Pamidronat und PDGF behandelt. Als Vergleichsgruppe wurden Osteoblasten beider Lokalisationen ohne Zusatz geführt.

Kieferosteoblasten	Beinosteoblasten
ohne Zusatz	ohne Zusatz
Pamidronat	Pamidronat
PDGF	PDGF
Pamidronat + PDGF	Pamidronat + PDGF

Tab. 1: Versuchsaufbau

Die Aussaat der Osteoblasten erfolgte in der 3. Passage auf 8-well Chamber slides (Labtek™, Scotts Valley, California, USA). Zu diesem Zweck wurden die Zellen von den Kulturflaschen, nach zweimaligem Waschen mit PBS, unter Zuhilfenahme von Trypsin-EDTA, wie unter 6.1.3 beschrieben, abtrypsiniert. Im Hellfeldmikroskop wurde mittels eines Zellzählers (Casy® Innovatis, Reutlingen, Germany) die Zellzahl bestimmt und die Osteoblasten mit einer Zahl von 40.000 pro well in Chamber slides ausgesät. Die Kultivierung erfolgte in Osteoblasten-Kulturmedium, mit 500 µl/well. Ein Medienwechsel fand im 2-tägigen Rhythmus statt. Die Durchführung der unterschiedlichen Behandlungsmaßnahmen erfolgte, wie unten stehender Tabelle zu entnehmen, für Kiefer- und Beinosteoblasten analog, für die einzelnen Behandlungsmodalitäten jedoch different (s. Tab. 1). Den einzelnen Versuchsgruppen wurden Bisphosphonat und PDGF wie folgt zugegeben.

Osteoblasten	Behandlung
Versuchsbeginn	
Tag 2	PDGF-BB (50 ng/well)
Tag 3	Medienwechsel + PDGF-BB + Pamidronat (2,5 µg/well)
Tag 4	PDGF-BB
Tag 5	Medienwechsel + PDGF-BB + Pamidronat
Tag 6	PDGF-BB
Zellfixation	

Tab. 2: Versuchsablauf

Als zu untersuchendes Bisphosphonat wurde Pamidronat (Pamidronat-GRY® 3mg/ml, GRY-Pharma GmbH, Germany), ein Präparat der 2. Generation, als Konzentrat zu Herstellung einer Infusionslösung, herangezogen. Dies wurde in einer Konzentration von 5 µg/ml Medium den Osteoblasten der entsprechenden Versuchsgruppe bei jedem Medienwechsel, alle 2 Tage, zugegeben.

PDGF-BB (Sigma, Rat, Recombinant P4056-50U) wurde aufgrund der geringeren Halbwertszeit den jeweiligen Versuchsgruppen täglich in einer Konzentration von 100 ng/ml Medium zugesetzt, um eine nahezu konstante Interaktion mit den Osteoblasten sicherzustellen.

Der Versuchsablauf erstreckte sich über 7 Tage hinweg. Am 7. Tag erfolgte der Versuchsabbruch mit anschließender Fixation der Zellen auf den Objektträgern der Chamber slides (s. Tab. 2).

6.2 Immunhistochemische Nachweisreaktion

6.2.1 Probenaufbereitung

Nach Versuchsabbruch wurden die Osteoblasten auf den Objektträgern fixiert. Hierfür erfolgte die Abnahme des Zellmediums und die zweimalige Waschung mit PBS. Anschließend wurden die Zellen mit 3%iger Paraformaldehydlösung (phosphatgepuffert, pH 7,4% bei 4° C) für 10 min. fixiert. Nach Abnahme des PFA und zweimaliger Waschung mit Aqua dest. wurden die Zellen an der Luft getrocknet.

6.2.2 Etablierung der Färbemethode

Die immunhistochemischen Färbungen für RANKL, BMP2/4 sowie Sox-9 wurden in eigenen Vorversuchen hinsichtlich Antikörperkonzentrationen, Einwirkzeiten und verwendeten Materialien, an 2 Objektträgern etabliert.

6.2.3 Immunhistochemische Färbung

6.2.3.1 ABC-Methode

Die dehydrierten, formalinfixierten Osteoblasten wurden nach der ABC-Methode für spezifische Epitope von RANKL, BMP2/4 und Sox-9 gefärbt. Eine Negativkontrolle erfolgte je verwendetem Sekundärantikörper.

Der lokalisationsbezogene Expressionsnachweis oben genannter Zytokine und Transkriptionsfaktoren erfolgte mit Hilfe der Avidin-Biotin-Peroxidase-Komplex (ABC-POX)-Methode. Hierbei macht man sich die hohe Affinität von Biotin zu Avidin zunutze. Nach Zugabe eines unkonjugierten Primärantikörpers bindet sich dieser an das nachzuweisende Epitop. Anschließend wird ein biotin-markierter Sekundärantikörper eingesetzt, der spezifisch für die Bindung an den Primärantikörper ist. Daraufhin erfolgt die Inkubation mit dem Avidin-Biotin-Peroxidase-Komplex, welcher mittels 4 Bindungsstellen des Avidins an 4 Moleküle Biotin bindet. Auf diese Weise erfolgt eine Verbindung der biotinmarkierten Sekundärantikörper über Avidin mit den biotinmarkierten Meerrettichperoxidasemolekülen. Somit kommt es zur Akkumulation mehrerer Peroxidasemoleküle am Sekundärantikörper. In der chromogenen Nachweisreaktion wird an der an den Sekundärantikörper gebundenen Meerrettichperoxidase ein zugegebenes Farbsubstrat enzymatisch umgesetzt. Diese Reaktion resultiert in einer Färbung des mit dem Primärantikörper assoziierten Antigens und erlaubt so eine selektive Visualisierung von

Zellen, welche die zu untersuchenden Marker exprimieren. In der vorliegenden Arbeit kamen durch diese Methode alle gesuchten Epitope von RANKL, BMP2/4 und Sox-9 zur farblichen Darstellung.

6.2.3.2 Färbeprotokoll

In Vorbereitung für die immunhistochemische Färbung wurden die Objektträger für 5 min durch leichtes Schwenken in PBS rehydriert. Anschließend erfolgte die Demaskierung der für die Antikörperbindung relevanten Epitope mittels Citratpuffer (pH 6), um eventuell während der Fixation entstandene Aldehydvernetzungen, meist mit dem verwendeten Paraformaldehyd, aufzuheben. Da diese die dreidimensionale Antigenstruktur verändern und somit eine Antikörperbindung erschweren oder gänzlich unmöglich machen.

Die eigentliche Färbung erfolgte mit dem Dako REAL™ Detection System K5005 Alkaline Phosphatase/RED (Dako, Glostrup, Dänemark). Hierzu wurden die Objektträger in einer mit Citratpuffer gefüllten Glasküvette für 30 min im Wasserbad gekocht, gefolgt von einer 30 minütigen Abkühlphase. Nachfolgend wurden die Objektträger dreimal für je 2 min in PBS gewaschen, abgeklopft, und für alle folgenden Arbeitsschritte in einer feuchten Kammer aufbewahrt. Jedes well wurde für 20 min mit einem Tropfen Proteinblock (Dako Cytomation, Dako, Glostrup, Dänemark) beschickt um unspezifische Hintergrundreaktionen zu reduzieren. Mit dem Dako Cytomation Pen wurden die einzelnen wells voneinander abgetrennt um jede Probe separat behandeln zu können. Die Markierung der spezifischen Epitope auf den Osteoblasten erfolgte mittels polyklonalen Primärantikörpern unter Verwendung der angegebenen Verdünnungen (s. Tab. 3) mit Antibody Diluent (Dako S 2022, Glostrup, Dänemark). Dies wurde gleichzeitig, jedoch ohne Primärantikörper, zur Befeuchtung der mitgeführten Negativkontrolle verwendet. Die so beschickten Objektträger wurden für 1 h bei Raumtemperatur inkubiert.

Verwendete Primärantikörper				
gesuchtes Protein	Bindungslokalisation	Antikörper	Verdünnung	Hersteller
RANKL	N-terminales Ende	Ziege, Anti-human, sc 7628	1:25	Santa Cruz, Biotechnology, Kalifornien, USA
BMP2/4	interne Region von 300-350 Aminosäuren	Kaninchen, Anti-human, sc 9003	1:50	Santa Cruz Biotechnology, Kalifornien, USA
Sox-9	C-terminales Ende	Kaninchen, Anti-human, sc 20095	1:20	Santa Cruz Biotechnology, Kalifornien, USA

Tab. 3: Verwendete Primärantikörper

Anschließend folgte eine dreimalige Waschung mit PBS für jeweils 2 min. Als Sekundärantikörper für RANKL wurde ein biotinylierter polyklonaler Antikörper in unten genannter Konzentration für 30 min aufgebracht (s. Tab. 4). Für BMP2/4 und Sox-9 wurde Lösung A (biotinylierter Sekundärantikörper, Dako REAL™, Glostrup, Dänemark) verwendet.

Verwendete Sekundärantikörper				
gesuchtes Protein	Spezies	Antikörper	Verdünnung	Hersteller
RANKL	Ziege	Anti-Ziege IgG, biotinyliert	1:100	Dako, Glostrup, Dänemark
BMP2/4	Kaninchen	Lösung A, Dako REAL Kit (K5005)	Lösung A	Dako, Glostrup, Dänemark
Sox-9	Kaninchen	Lösung A, Dako REAL Kit (K5005)	Lösung A	Dako, Glostrup, Dänemark

Tab. 4: Verwendete Sekundärantikörper

Nach erneuter Waschung der Objektträger, wie oben angegeben mit PBS, wurde für 30 min mit Streptavidin alkalische Phosphatase (Lösung B, Dako REAL™, Glostrup, Dänemark) inkubiert. Als Substrat für die chromogene Nachweisreaktion wurde der Chromogenansatz Red-alkalische Phosphatase (0,02% 3-Amino-9-Ethylcarbazol in 50 mM Acetatpuffer (pH 5); 5,5 % Dimethylformid, Dako, Glostrup, Dänemark) verwendet, welches zweimalig für 8 min aufgetragen wurde. Anschließend erfolgte eine 10 minütige Waschung in Aqua dest. und die Kernfärbung mit Hämatoxylin (DAKO S 3301, Glostrup, Dänemark) zur Kontrastverstärkung und besseren Auswertbarkeit der Immunfärbungen.

6.3 Qualitative und quantitative Analyseverfahren

6.3.1 Qualitative und semiquantitative Expressionsbestimmung

Die mikroskopische Untersuchung der Präparate erfolgte unter dem Hellfeldmikroskop (Axioskop, Zeiss, Erlangen, Germany). Bei 100-facher Vergrößerung wurde die qualitative Expression der gesuchten Marker untersucht. Die unterschiedlichen wells der einzelnen Osteoblastenlokalisationen und Behandlungsmodalitäten lagen in 4-(Sox-9, BMP2/4) bzw. 6-facher (RANKL) Ausfertigung vor. Je well wurden drei Gesichtsfelder bei 100-facher Vergrößerung mit der CCD-Kamera (Kappa, Gleichen, Germany) digitalisiert und mit dem Softwaresystem Optimas 6,5 (Stemmer, Puchheim, Germany) ausgewertet. Die Zellzählung erfolgte je Gesichtsfeld unter Zuhilfenahme eines Gitternetzes Zur quantitativen Erfassung des Expressionsgrades und zum Vergleich des Expressionsausmaßes in mit Pamidronat und/oder PDGF behandelten Osteoblastenkulturen wurde der labelling index bestimmt. Dieser beschreibt das Verhältnis der Summe positiv exprimierender Zellen zur Gesamtzahl je Gesichtsfeld gezählter Zellen, nach der Methode des randomisierten, systematischen subsamplings nach Weibel [83].

6.3.2 Statistische Analyse

Die Ergebnisse wurden mit Hilfe von Microsoft Excel® und dem Statistikprogramm SPSS V. 10.0 für Windows (SPSS Inc., Chicago, USA) aufgearbeitet. Zur Beschreibung des quantitativen Ausmaßes der Expression von BMP2/4, RANKL und Sox-9 wurde der labelling index je Gesichtsfeld und Probe bestimmt. Die mehrfach vorhandenen Daten aus gleichartigen Osteoblastenlokalisationen und Behandlungsmodalitäten wurden aggregiert. Zur Darstellung der Daten kamen ohne Annahme einer Normalverteilung der Median,

Interquartilsbereich (IQR), sowie die 75- bzw. 25-Perzentile. Die Überprüfung auf Unterschiede zwischen den Gruppen wurde mit dem ANOVA-Test durchgeführt. Zweiseitige p-Werte ≤ 0,05 wurden als signifikant angesehen.

7. Ergebnisse

7.1 Phänotypische Merkmale und Veränderungen

Im vorliegenden Zellkulturmodell erschien die morphologische Gestalt der Osteoblasten der unterschiedlichen Behandlungsmodalitäten verglichen mit den nativen Osteoblasten unverändert. Unabhängig von der zusätzlichen Gabe von Pamidronat zeigten sich in allen mit dem Proliferationsstimulans PDGF-BB behandelten Zelllinien fischzugartige Formationen, hervorgerufen durch eine insgesamt gesteigerte Zellmobilität. Diese führte im weiteren zeitlichen Verlauf unter osteogenen Kulturbedingungen zu einer Koaggregation der Zellen jeweils randständig des wells und bereits 5 Tage nach Behandlungsbeginn zur Formation von mineralisierter knochenähnlicher Hartsubstanz (s. Abb. 1).

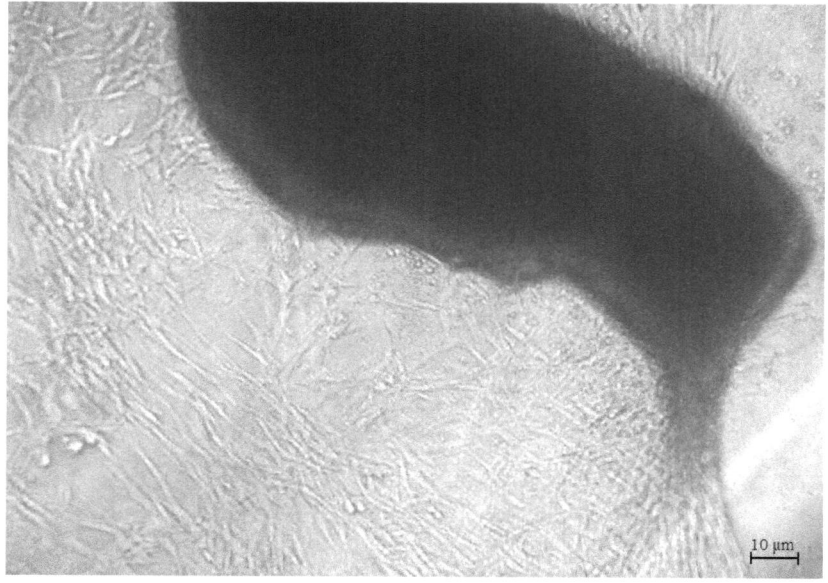

Abb. 1: Fischzugartige Formation und knöcherne Kondensation der Osteoblasten unter PDGF-BB-Applikation (Vergrößerung: 100x)

Diese knochenähnlichen Formationen traten in fast allen mit PDGF bzw. PDGF und Pamidronat behandelten Zellpopulationen auf, weshalb diese Proben nur geringe Zellzahlen aufwiesen und nur eingeschränkt zur immunhistochemischen Aufbereitung und Auswertung herangezogen werden konnten.

7.2 Qualitative und quantitative Ergebnisse

RANKL, BMP2/4 sowie Sox-9 wurden in allen Zellkulturen aller Versuchsgruppen exprimiert. Durch mitgeführte Negativkontrollen für jeden verwendeten Sekundärantikörper konnte die Spezifität der immunhistologischen Färbung belegt werden.

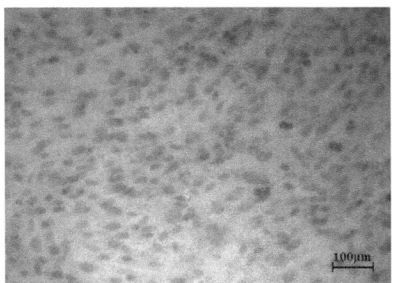

Abb. 2: Immunhistochemische Färbung des RANK-Liganden (Vergrößerung: 200x)

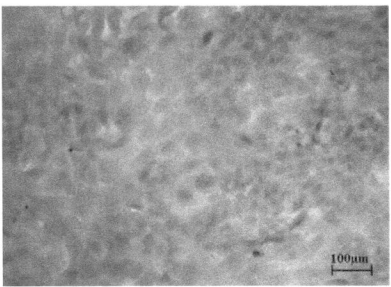

Abb. 3: Immunhistochemische Färbung BMP2/4 (Vergrößerung: 200x)

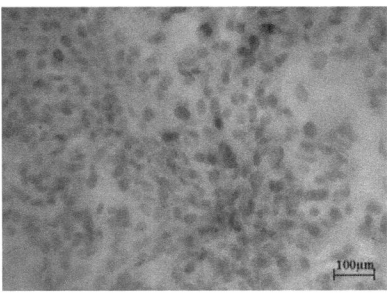

Abb. 4: Immunhistochemische Färbung Sox-9 (Vergrößerung: 200x)

7.2.1 RANKL-Expression

In dieser Untersuchungsreihe konnte beobachtet werden, dass sich ungeachtet der unterschiedlichen Behandlungsmodalitäten im Osteoblasten des Kiefers signifikant höhere RANKL-Expressionen fanden als in extrakranialen Osteoblasten (p = 0,038). Die nativen Osteoblasten neuroektodermaler Abstammung zeigten nach 7 Tagen einen labelling index von median 13,9 bei einem Interquartilsbereich von 5,4, die Osteoblasten mesenchymaler Abstammung einen LI von median 6,3 (IQR 10,1).

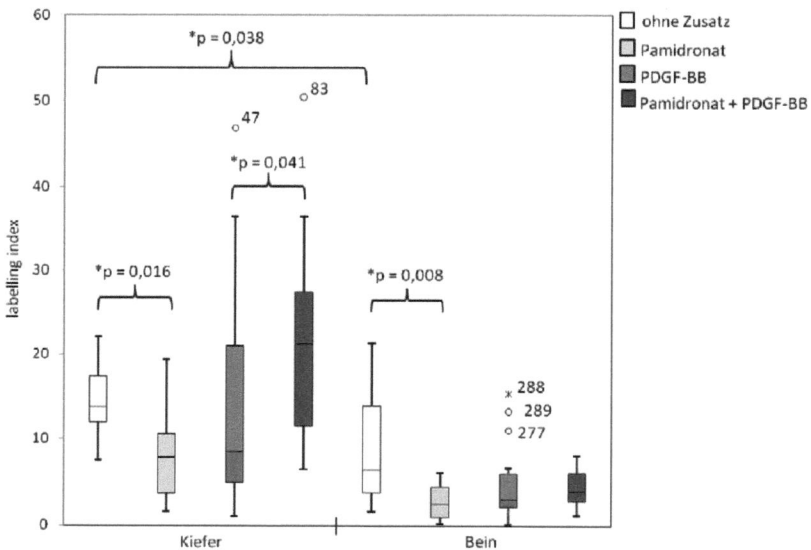

Abb. 5: Übersicht der RANKL-Expressionen von Bein- und Kieferosteoblasten.
*markiert statistische Signifikanz nach dem ANOVA-Test

Nach Applikation von Pamidronat reagierten beide Osteoblastengruppen äquivalent, mit einer signifikanten Reduktion des RANK-Liganden (Kieferosteoblast: p = 0,016 bzw. Beinosteoblast: p = 0,008). Die Expression fiel in den Osteoblasten mesenchymaler Herkunft mit einem labelling index von 2,0 (IQR 3,5) insgesamt geringer aus als in den Osteoblasten neuroektodermaler Herkunft (labelling index 7,8; IQR 6,8) aus. Die Expression der Beinosteoblasten zeigte dabei eine geringere Streuung als die der Osteoblasten des Kiefers (s. Abb. 6). Nach Applikation des Mitogens PDGF-BB sank die Expressionsrate in den Kieferosteoblasten, in ähnlichem Ausmaße wie nach Pamidronatexposition (LI 8,5; IQR 16,2). In den Beinosteoblasten zeigte sich ebenfalls eine abnehmende Tendenz der RANKL-Expression (LI 3,0; IQR 3,8) (s. Abb. 5). Relativ betrachtet fiel bei den Kieferosteoblasten die RANKL-Suppression nach Pamidronat-Applikation stärker aus als nach Applikation von PDGF-BB. Bei gleichzeitiger Applikation von PDGF-BB und Pamidronat stiegen die Expressionsraten wieder an (Bein: LI 4,0; IQR 3,2; Kiefer: LI 21,4; IQR 16,0), lagen insgesamt aber unter dem Expressionsniveau der unbehandelten Osteoblasten (s. Abb.8).

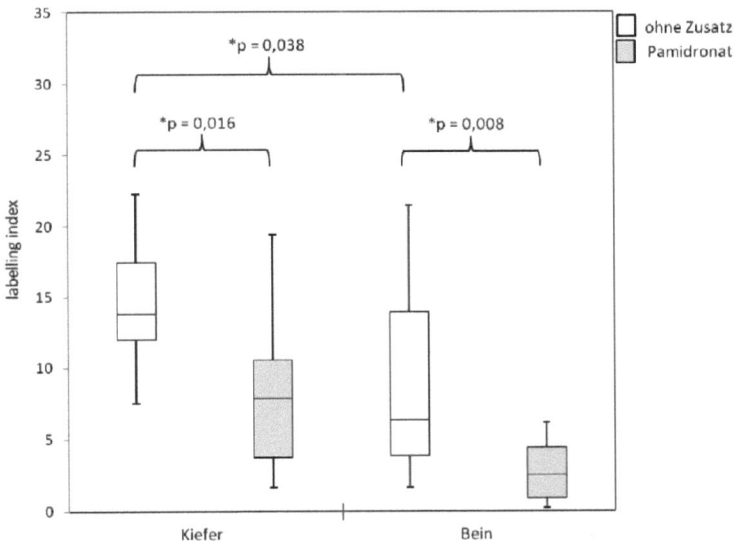

Abb. 6: Gegenüberstellung der RANKL-Expressionen mit Pamidronat behandelter Bein- und Kieferosteoblasten.
*markiert statistische Signifikanz nach dem ANOVA-Test

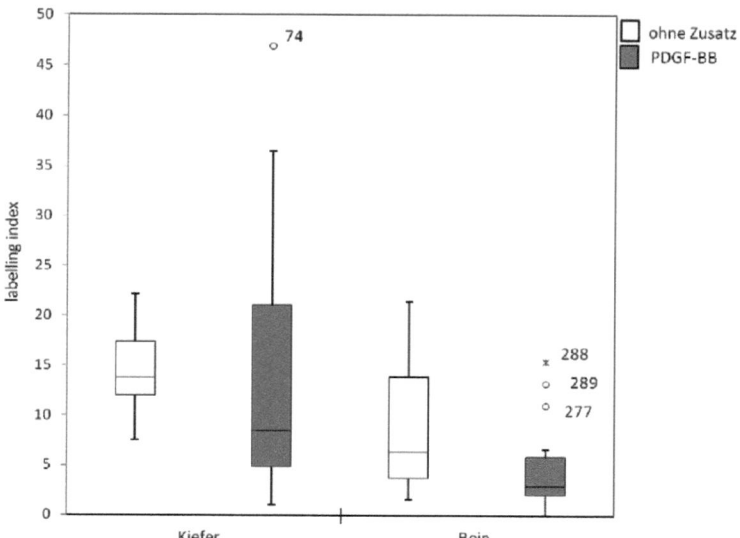

Abb. 7: Gegenüberstellung der RANKL-Expressionen mit PDGF-BB behandelter Bein- und Kieferosteoblasten.

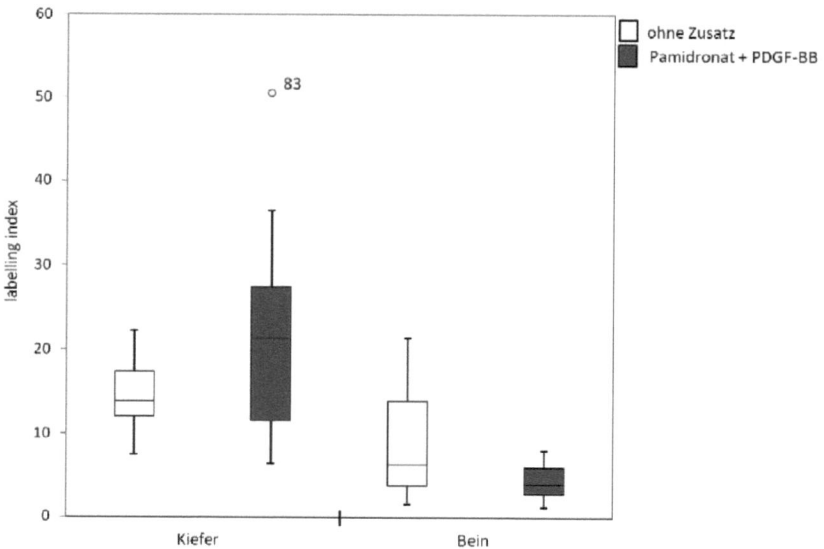

Abb. 8: Gegenüberstellung der RANKL-Expressionen mit PDGF-BB und Pamidronat behandelter Bein- und Kieferosteoblasten.

7.2.2 BMP2/4-Expression

Die Expression von BMP2/4 zeigte sich in allen Osteoblastenpopulationen ungeachtet der verschiedenen Entnahmeorte oder Behandlungsmodalitäten unverändert, und wies eine Expressionsrate von 100% auf. Eine Abweichung im Sinne einer geringeren Expressionsrate zeigte sich lediglich bei den unbehandelten Osteoblasten mesenchymalen Ursprungs (s. Abb. 9).

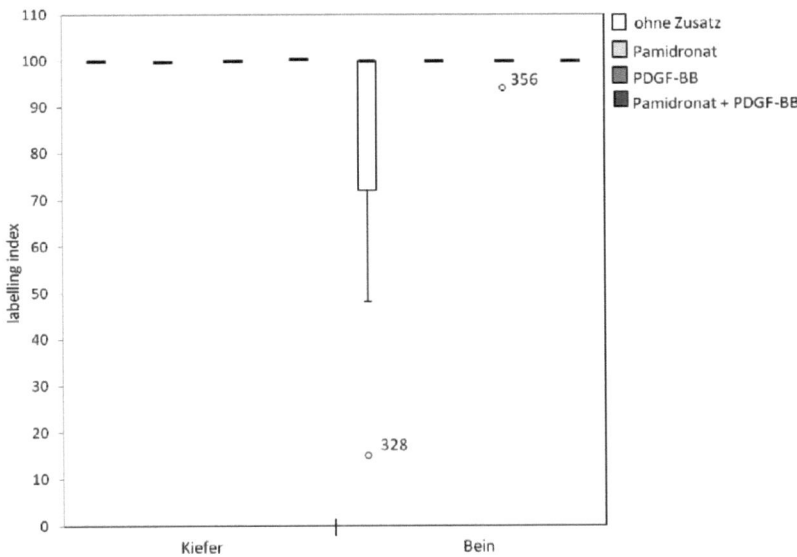

Abb. 9: Übersicht der BMP2/4-Expressionen von Bein- und Kieferosteoblasten.

7.2.3 Sox-9-Expression

Die Osteoblasten der unterschiedlichen Entnahmelokalisationen zeigten signifikante Unterschiede hinsichtlich ihrer Sox-9-Expression. Während der labelling index bei den unbehandelten Osteoblasten des Kiefers bei median 23,9 (IQR 17,6) lag, fand sich bei den Osteoblasten des Beines mit einem LI von 3,4 (IQR 23,9; p = 0,022) ein deutlich niedrigerer Wert (s. Abb. 10).

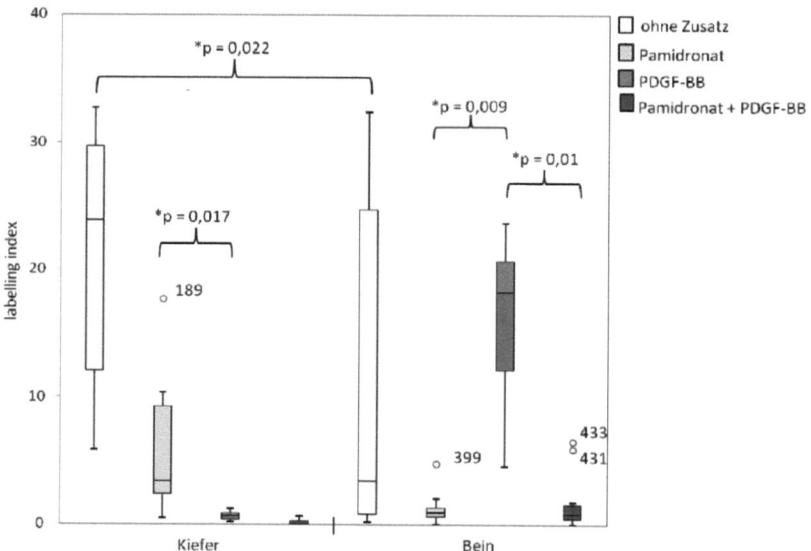

Abb. 10: Übersicht der Sox-9–Expressionen von Bein- und Kieferosteoblasten.
*markiert statistische Signifikanz nach dem ANOVA-Test

Unter Pamidronat-Applikation sank dieser Wert sowohl im Kieferosteoblasten auf 3,4 (IQR 6,9; p = 0,013) als auch im Beinosteoblasten auf einen labelling index von 0,9 bei geringerer Streuung (IQR 0,7; p = 0,011) (s. Abb. 11). Unter PDGF-BB-Gabe verhielten sich die Osteoblasten der verschiedenen Lokalisationen unterschiedlich. Während der labelling index der Osteoblasten des Kiefers auf 0,7 (IQR 0,5; p = 0,011) stark absank, nahm dieser bei den Beinosteoblasten sogar auf median 18,2 (IQR 14,8; p = 0,039) zu (s. Abb. 12). Die simultane Gabe von PDGF und Pamidronat äußerte sich, wieder bei beiden Herkunftsorten gleichermaßen, in einem Absinken des labelling index auf 0,03 (IQR 0,3) bei Kiefer- bzw. 0,8 (IQR 1,1) bei Beinosteoblasten (s. Abb. 13).

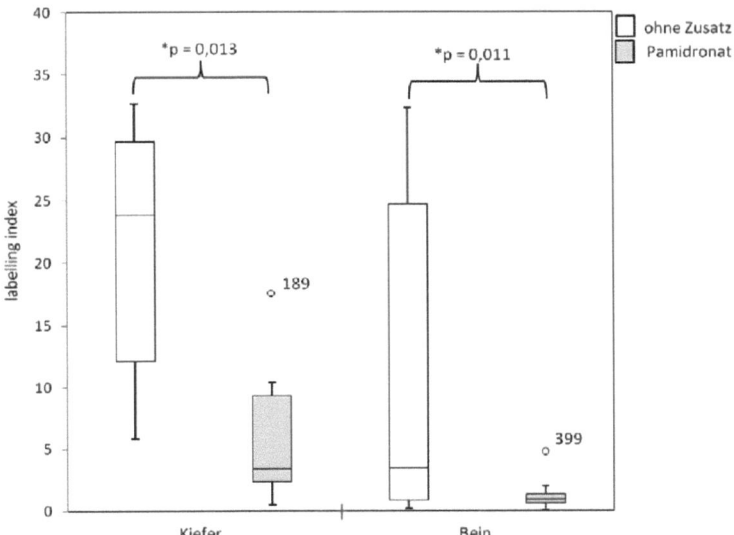

Abb. 11: Gegenüberstellung der Sox-9-Expressionen mit Pamidronat behandelter Bein- und Kieferosteoblasten.
*markiert statistische Signifikanz nach ANOVA-Test

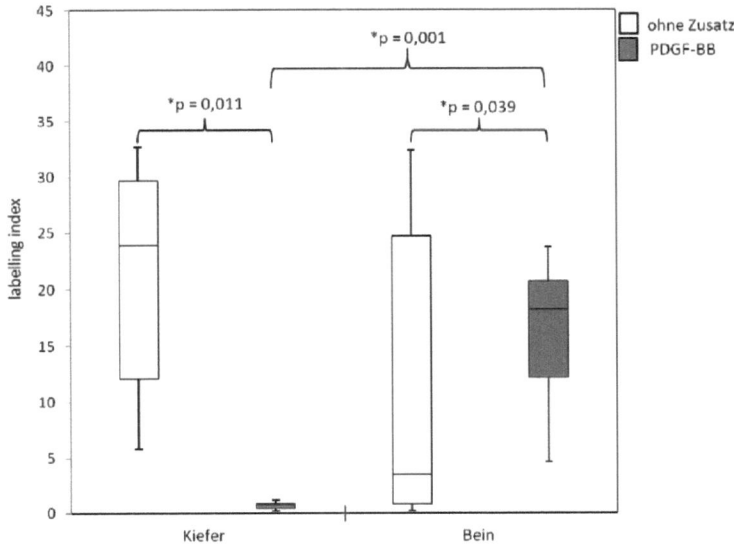

Abb. 12: Gegenüberstellung der Sox-9-Expressionen mit PDGF-BB behandelter Bein- und Kieferosteoblasten.
*markiert statistische Signifikanz nach ANOVA-Test

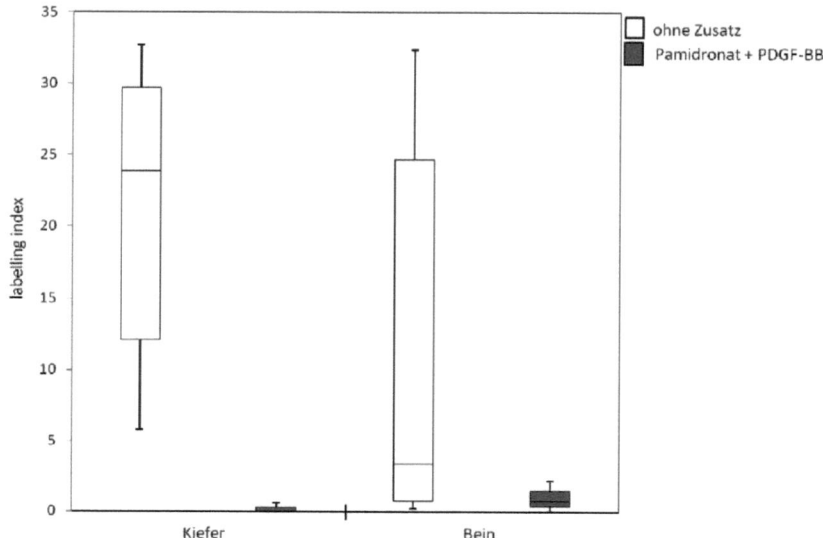

Abb. 13: Gegenüberstellung der Sox-9-Expressionen mit Pamidronat und PDGF-BB behandelter Bein- und Kieferosteoblasten.

8. Diskussion

8.1 Methoden

8.1.1 Tiermodell

Für Untersuchungen an kultivierten Osteoblasten bietet sich die Primärkultur aus dem Skelett der Ratte an, da diese im Vergleich zu anderen möglichen Versuchstierspezies den Vorteil der Verfügbarkeit einer breiten Palette polyklonaler Antikörper zur Detektion der hier zu untersuchenden Zytokine bietet.

8.1.2 Zellkulturmodell

Der Effekt von Bisphosphonaten auf Osteoblasten kann mit Hilfe der Zellkultur hinsichtlich synthetisierter Zytokine und Transkriptionsfaktoren sehr gut in-vitro quantifiziert werden. Zelluläre Antworten der Osteoblasten und deren Umgebung auf bestimmte Reize, wie sie physiologischerweise auftreten, können mit Hilfe des Zellkulturmodells nicht nachempfunden werden, da Wechselwirkungen mit anderen Zellen unterbleiben. Dies macht man sich zunutze um selektiv die Reaktion der Osteoblasten auf zugegebene Medikamente, in diesem Fall das Bisphosphonat, isoliert zu betrachten. Generell gilt die Zellkultur als sehr sensitive Methode hinsichtlich quantitativer Veränderungen der von Osteoblasten synthetisierten Zytokine und Transkriptionsfaktoren nach Inkubation mit den zu untersuchenden Substanzen. So ist zu erwarten, dass jeder biologische Effekt, ungehindert der Interaktion mit anderen Zellen und deren Zytokinen, in einer größeren Reinheit an Osteoblasten in-vitro gemessen und quantifiziert werden kann [62]. Zusätzlich erlaubt diese Methode die direkte Überwachung und Beobachtung der lebenden Zellen, sodass auch morphologische Veränderungen erkennbar werden. Aus diesen Gründen gilt die Zellkultur als ideales Modell in der Grundlagenforschung und wurde auch für vorliegende Untersuchung herangezogen [91].

8.1.3 Immunhistochemische Verfahren

Für die immunhistochemische Färbung wurde die ABC-Methode gewählt, da bei dieser keine Signalverstärkung durch Wiederholung wie bei der PAP- bzw. APAAP-Methode möglich ist. Durch die Bindung großer peroxidasehaltiger Verstärkungskomplexe, welche aus mehreren Molekülen Avidin und Biotin-Peroxidase-Konjugat bestehen, kommt es zur Bindung mehrerer Peroxidasemoleküle pro Antigen, was sich letztendlich in einer höheren

Sensitivität manifestiert. Die großen Moleküle der ABC-Methode können jedoch zu sterischen Behinderungen führen und somit das positive Signal undeutlich werden lassen [54].

8.2 RANKL

8.2.1 Native Osteoblasten

Analog zum physiologischen Knochenstoffwechsel produzierten die Osteoblasten auch im In-vitro-Versuch das Osteoklasten regulierende Zytokin RANKL. Dies wurde sowohl in Osteoblasten mesenchymaler als auch neuroektodermaler Abstammung, jedoch in unterschiedlicher Intensität, exprimiert. Die Ursache für die erhöhte Expression in Kieferosteoblasten ist möglicherweise in der simultanen Expression von Msx-1 zu finden [1]. Da dies in der Adoleszenz ausschließlich im Kiefer auftritt und eine erhöhte Msx-1-Expression mit einer erhöhten RANKL-Expression einhergeht, lassen sich die höheren RANKL Werte in Kieferosteoblasten möglicherweise hiermit erklären [56, 53]. Die osteoinduktive Wirkung des Msx-1 resultiert in einer Zunahme der Kieferosteoblasten, welche die Osteoklastendifferenzierung mehr als die Beinosteoblasten durch Produktion größerer Mengen RANKL und somit gesteigerter Aktivierung des RANK-Rezeptors fördern [6]. Die damit verbundene höhere Osteoklastenaktivität führt in-vivo wiederum zu einer Stimulierung der Osteoblasten und stellt somit eine Erklärung des insgesamt gesteigerten Turnovers im Kieferknochen im Gegensatz zum übrigen Skelett dar.

8.2.2 Osteoblasten unter Pamidronatexposition

Die insgesamt geringere Expressionsrate von RANKL unter Bisphosphonat-Applikation findet sich hier, analog zu den in-vivo Untersuchungsergebnissen von Wehrhan et al. [82] und unterstützt die klinischen Beobachtungen des reduzierten Knochenumbaus bei mit Bisphosphonaten therapierten Patienten. Die Suppression der RANKL-Expression stellt einen verminderten Stimulus der Osteoklastenproliferation und -differenzierung dar. In Kombination mit der Wirkung der Apoptoseinduktion in Osteoklasten führen diese Effekte kumulierend zu einer gehemmten Osteoklastenaktivität und somit zu einem geringeren resorptiven Potential im Knochenmetabolismus.

Diese Beobachtungen wurden bereits von Pan et al. beschrieben und auf die vermehrte Aktivität der RANKL-Sheddase TACE (Tumor necrosis factor-α converting enzyme) zurückgeführt [60]. Stefanik et al. stellten hingegen in ihren Untersuchungen eine vermehrte Expression von RANKL in Knochenmarksstammzellen des Kiefers nach Pamidronatapplikation fest, die in Knochenmarksstammzellen des Beines allerdings ausblieben [75]. Kim et al. konnten in ähnlichen In-vitro-Versuchen an Osteoblasten keine Veränderung der RANKL-Expression feststellen [36]. Aufgrund dieser und weiterer Diskrepanzen hinsichtlich der Untersuchungsergebnisse in-vivo und in-vitro muss die Anwendung des Zellkulturmodells kritisch hinterfragt werden. Die grundlegenden Regelmechanismen und die RANKL-Suppression unter Bisphosphonat-Gabe gelten mittlerweile als gesichert. Für weiterführende Untersuchungen scheint das Zellkulturmodell aufgrund ausbleibender Interaktion der in Zellkultur befindlichen Osteoblasten mit der natürlichen knöchernen Umgebung und somit fehlender physiologischer Wechselwirkungen, als nicht geeignet.

Somit könnte die geringere RANKL-Expressionsrate der Osteoblasten durch die Hemmung der Apoptose bei Osteoklasten und der geringeren Notwendigkeit der Osteoklastenproliferation und Aktivierung durch RANKL von Osteoblasten lediglich in-vivo bewiesen werden.

8.2.3 Osteoblasten unter PDGF-BB-Exposition

Die gesteigerte Proteinsynthese durch die Einwirkung von PDGF-BB in-vivo konnte anhand dieses In-vitro-Versuches nicht bestätigt werden. In beiden Versuchsgruppen der Osteoblasten, ungeachtet des Herkunftsortes, ergab sich gleichermaßen ein Rückgang der RANKL-Expression. Nimmt man die RANKL-Expressionsrate als Maß für die Osteoblastenaktivität, so steht dies in Einklang zu den Versuchsergebnissen von Kubota et al. Diese identifizierten 2002 einen von Osteoklasten produzierten inhibitorischen Faktor der Osteoblastengenese als PDGF-BB [38].

Ein aus der Wundheilung bekannter Effekt der durch PDGF initiierten Formation von desmalem Knochen bestätigt sich in diesem Versuch, in Form einer makroskopisch sichtbaren Bildung knöcherner Hartsubstanz. Immunhistochemisch imponiert jedoch eine Reduktion der RANKL-Expression, welche analog zu den mit Pamidronat behandelten Osteoblasten auftritt. Die RANKL-Suppression fällt hierbei in den Osteoblasten des Kiefers und damit im Knochen desmaler Ossifikation geringer aus als in den Osteoblasten des Beines enchondraler Genese, was mit der insgesamt geringeren RANKL-Expressionsrate im

Beinosteoblasten erklärt werden könnte. PDGF-BB wirkt somit der RANKL-Suppression unter Bisphosphonat-Applikation nicht entgegen und schließt sich somit als mögliches Therapeutikum in der Behandlung Bisphosphonat-assoziierter Kiefernekrosen aus.

8.2.4 Osteoblasten unter Koapplikation von Pamidronat und PDGF-BB

Die erhöhte RANKL-Expression der Kiefer- und die erniedrigte Expressionsrate der Beinosteoblasten lassen sich auf die geringen übrigen Zellzahlen nach Koaggregation und Formation knochenähnlicher Hartsubstanz zurückführen.

8.3 BMP2/4

Die Ursache für die gering verminderte Expression des BMP2/4 in unbehandelten Beinosteoblasten lässt sich aufgrund des simultanen Nachweises von BMP2 sowie BMP4 nicht näher ermitteln. Suttapreyasri et al. stellten in eigenen Untersuchungen bereits differierende BMP-Expressionen abhängig von der Ossifikationsform fest. Während im Kieferknochen als Vertreter der desmalen Ossifikation die BMP2-Expression höher liegt, fällt diese im Knochen des Beines, welcher durch enchondrale Ossifikation entsteht, deutlich geringer aus. Bei Untersuchung des BMP4 zeigen sich gegensätzliche Ergebnisse. Dieses wird in Kieferosteoblasten in größerem Ausmaße als in Beinosteoblasten exprimiert [76]. Diese Abweichungen in den Expressionsraten scheinen sich nicht vollständig aufzuwiegen, sodass in der Summe eine geringere BMP2/4-Expression bei Beinosteoblasten imponiert.

Die ausbleibenden Veränderungen bei unterschiedlicher Behandlung der Osteoblasten mit Pamidronat und/oder PDGF-BB lassen sich möglicherweise auf die schon konstant hohen Expressionsraten der nativen, unbehandelten Osteoblasten zurückführen. Subtile Veränderungen als Reaktion auf verschiedene Behandlungsmodalitäten konnten in diesem Zusammenhang mit der Immunhistochemie nicht festgestellt werden. Wie hinlänglich aus anderen Untersuchungen bekannt ist, erhöht sich unter Bisphosphonat-Applikation die Expression des essentiellen, osteoinduktiven BMP2/4 merklich, und unterstützt somit die Hypothese eines anabolischen Effekts auf den Knochenmetabolismus [82, 88].

In der Arbeitsgruppe von Wehrhan et al. konnte außerdem eine Suppression des ausschließlich im Kiefer auftretenden Msx-1 nach Bisphosphonatapplikation festgestellt werden, welches als Antagonist des BMP2/4 identifiziert werden konnte. Diese verminderte Msx-1-Expression könnte den Anstieg der BMP2/4-Expression zur Folge haben [82].

BMP2/4 gilt ebenfalls als potenter Induktor der Knochenmineralisation, und liefert zusammen mit der RANKL-Suppression eine Erklärung für den osteopetrotischen Zustand des Kieferknochens, wie er nach Bisphosphonatmedikation auftritt.

8.4 Sox-9

8.4.1 Native Osteoblasten

Die Sox-9-Expression in Chondroblasten ist bereits bekannt. In vorliegender Untersuchung konnte eine Expression ebenfalls in Osteoblasten festgestellt werden, welche die Beteiligung von Sox-9 während der frühen Knochenentwicklung untermauert. Die Expression in Kieferosteoblasten ist insgesamt stärker ausgeprägt als in Beinosteoblasten (s. Abb. 10). Dies liegt möglicherweise an der unterschiedlichen Ausgangslage der Osteoblasten der verschiedenen Lokalisationen hinsichtlich ihrer terminalen Differenzierung. Osteoblasten neuroektodermaler Herkunft zeichnen sich durch eine größere Pluripotenz bis ins hohe Alter aus, sie sind weniger differenziert und weisen somit unter anderem eine höhere Sox-9-Expression auf. Osteoblasten mesenchymaler Herkunft entstehen aus bipotenten Osteochondroprogenitoren und differenzieren mit größerer Geschwindigkeit in osteogener Richtung. Somit wird der knorpelspezifische Transkriptionsfaktors Sox-9 im zeitlichen Verlauf der Osteoblastendifferenzierung in immer geringerem Ausmaße exprimiert [29].

8.4.2 Osteoblasten unter Pamidronatexposition

Die Auswirkungen der Bisphosphonate auf Osteoklasten wurden bislang detaillierter untersucht als die Effekte in Osteoblasten. Da diese unter Medikation in-vivo aber den gleichen Bisphosphonatkonzentrationen unterliegen, zeigen sich auch im Osteoblasten bisposphonat-spezifische Wirkungen. Wie Abb. 11 zu entnehmen reagieren Osteoblasten unter Pamidronatexposition mit einer deutlich verminderten Expression von Sox-9, dies ist sowohl bei Osteoblasten mesenchymaler, als auch neuroektodermaler Herkunft zu beobachten.

Ähnlich wie Sox-9 während der Mineralisation in Maxilla und Mandibula herabreguliert wird, erscheint dieses Phänomen auch unter Pamidronatgabe, welches ebenfalls zu einer

Zunahme des Mineralisationsgrades führt. Physiologisch bedingt die Herabregulierung von Sox-9 die Hypertrophie der Chondrozyten bzw. die direkte Transformation in Osteoblasten und somit indirekt die Mineralisation des Knochens. Die Gabe von Pamidronat führt zu einer erhöhten Knochendichte und entdifferenzierten Osteoblasten. Die Sox-9-Produktion wird somit zunehmend eingestellt [75].

Die Ursachen hierfür liegen in einer gesteigerten Differenzierung in osteogener Richtung unter Bisphosphonatexposition. Da die Expressionsrate von Sox-9 als Maß für die Formation von mesenchymalen Knorpelvorläuferzellen als auch deren Differenzierung in Chondroblasten zu werten ist, geht die gesteigerte Differenzierung in osteogener Richtung mit einer abnehmenden Sox-9-Expression einher.

Analog zu diesen Untersuchungsergebnissen konnten Panzavolta et al. neben anderen Autoren einen stimulierenden Effekt von Alendronat und Pamidronat auf die Differenzierung von Osteoblasten verzeichnen [61]. Durch den zunehmenden Differenzierungsgrad der pluripotenten mesenchymalen Vorläuferzellen in osteogener Richtung erklärt sich die verminderte Expression von Sox-9. Sie werden durch das Bisphosphonat weniger in die chondrogene als vielmehr in Richtung der osteogenen Differenzierung geleitet. Somit manifestiert sich der Effekt des zunehmenden osteopetrotischen Zustandes nach Bisphosphonatmedikation nicht alleine durch die inhibierende Wirkung auf Osteoklasten, sondern ebenso durch die Stimulation der Osteoblastendifferenzierung und deren Maturation. Itoh et al. erklärten diesen Effekt mit einer gehemmten Thyrosin-Phosphatase und/oder Serin/Threonin-Phosphatase-Aktivität. Mathov et al. zogen eine Beteiligung der extrazellulären Signal-regulierten Kinasen auf den proliferativen Effekt des Bisphosphonates auf Osteoblasten in-vitro in Betracht [44]. Bei Behandlung mit Zoledronat zeigten Reinholz et al. eine gesteigerte Osteoblastendifferenzierung durch die Hemmung des Mevalonat-Signalwegs [64]. Möglicherweise treten mehrere Ursachen der gesteigerten Osteoblastendifferenzierung parallel auf, die genauen Effekte der Bisphosphonate auf die Osteoblasten-differenzierung bleiben zum gegenwärtigen Zeitpunkt jedoch im Unklaren.

Untersuchungen von Stefanik et al. stimmen ebenfalls teilweise mit der Beobachtung der gesteigerten Osteoblastendifferenzierung überein. Diese betrachteten Osteoblasten mesenchymaler und neuroektodermaler Herkunft isoliert und stellten bei Behandlung von Knochenmarksstammzellen mit sublethalen Dosen Pamidronat abhängig von der

Entnahmelokalisation unterschiedliche Effekte fest. BMSCs (bone marrow stromal cells) des Hüftknochens und damit mesodermaler Herkunft reagierten auf das Pamidronat mit gesteigerter Synthese alkalischer Phosphatase, welche einen spezifischen Marker für die osteogene Differenzierung darstellt. Bei BMSCs der Mandibula und somit neuroektodermaler Herkunft stellten sie bei sonst gleichen Versuchsbedingungen abweichende Ergebnisse fest. Bei dieser Zellgruppe führte das Bisphosphonat zu einer geringfügigen Abnahme der alkalischen Phosphatase [75]. Eine geringere Differenzierung in osteogener Richtung impliziert eine Differenzierung in chondrogener Richtung, was in ansteigenden Sox-9-Expressionen resultieren würde, in vorliegender Untersuchung allerdings nicht festgestellt werden konnte. In Abb. 11 liegt zwar in mit Pamidronat behandelten Kieferosteoblasten eine größere Sox-9-Expression im Vergleich zu Beinosteoblasten vor, die verglichen mit den nativen Osteoblasten in beiden Untersuchungsmodalitäten allerdings abgenommen hat.

8.4.3 Osteoblasten unter PDGF-BB-Exposition

Im scheinbaren Widerspruch zu Untersuchungen von Chen et al. [17], welche unter PDGF-BB-Gabe eine Inhibition der Chondrogenese und somit eine verminderte Sox-9-Expression in mesenchymalen Vorläuferzellen in-vitro beobachten konnten, verhält sich die Sox-9-Expression in Beinosteoblasten in vorliegender Untersuchung teilweise gegensätzlich. Bei alleiniger PDGF-BB-Gabe lässt sich ein Anstieg der Sox-9-Expression verzeichnen, in der kombinierten Behandlung mit PDGF-BB und Pamidronat nimmt die Sox-9-Expression hingegen ab. In Kieferosteoblasten nimmt sie unter PDGF-BB, wie unter simultaner Gabe von PDGF-BB und Pamidronat, merklich ab (s. Abb. 12 u. 13) und unterstützt somit die Behauptungen von Chen et al., da die verminderte Sox-9-Expression mit einer verminderten Differenzierung pluripotenter Vorläuferzellen in Chondrozyten einhergeht.

So trifft die Zugabe von PDGF-BB auf unterschiedliche Ausgangslagen. Wohingegen PDGF-BB bei ausgeprägter osteogener Differenzierung, wie sie beim Beinosteoblasten vorliegt, zu einer Steigerung der Proliferation führt, was die Zunahme der Sox-9-Expression erklärt, zeichnen sich beim geringer ausdifferenzierten Kieferosteoblasten andere Effekte ab. Dieser gibt keine Leitschiene in der Osteoblastendifferenzierung vor, welche durch das PDGF-BB verstärkt werden könnte. Eine Richtungsweisung durch Zytokine aus knöcherner Umgebung bleibt beim in-vitro Versuch aus. Somit proliferieren die Progenitoren der

Kieferosteoblasten in unterschiedliche Richtungen und nur partiell zu reifen Osteoblasten. Da in vorliegender Untersuchung ausschließlich die Sox-9-Expression berücksichtigt wurde, lässt sich nur der Anteil der Zellen erfassen, welche zu Osteoblasten differenzierten. Es ergibt sich durch oben genannten Verdünnungseffekt eine insgesamt geringere Sox-9-Expression. Der Grund ist also die unterschiedliche Ausgangslage der Osteoblasten verschiedener Lokalisationen welche mit PDGF-BB interagieren. Die Osteoblastenkultur des Beines zeichnet sich durch einen engen Differenzierungsrahmen in einer größeren Reinheit ab als die pluripotenten Osteoblasten neuroektodermaler Herkunft [35].

In vorliegender Untersuchung konnte durch Zugabe von PDGF-BB kein Anstieg der Sox-9-Produktion im Kieferostoblasten und somit auch kein Potential einer Induktion von Osteoblasten-Progenitoren verzeichnet werden. Diese Ergebnisse erscheinen jedoch aufgrund der geringen Fallzahlen nach Koaggregation mit PDGF-BB behandelter Zellen nur bedingt aussagekräftig.

8.4.4 Osteoblasten unter Koapplikation von Pamidronat und PDGF-BB

Unter simultaner Gabe von Pamidronat und PDGF-BB zeigt sich bei Osteoblasten beider Lokalisationen ein deutlicher Rückgang der Sox-9-Expression. Bei Kieferosteoblasten lässt sich eine Aufsummierung der Effekte von Pamidronat und PDGF-BB annehmen. Insgesamt lagen auch hier zu geringe Zellzahlen vor, um aussagekräftige Ergebnisse zu erzielen.

8.5 PDGF – Auswirkungen auf den Osteoblastenmetabolismus

Beim Platelet-Derived Growth Factor (PDGF) handelt es sich um einen in 4 Isoformen vorkommenden Wachstumsfaktor mit stimulierender Wirkung auf die Proliferation von Zellen mesenchymalen Ursprunges. Das unter anderem in Thrombozyten exprimierte Mitogen wird bei Verletzungen durch Degranulation freigesetzt und entfaltet so positive Effekte auf die Wundheilung. Weiterhin inhibiert es die Apoptose und fördert die Proteinsynthese, sowie die für die Skelettentwicklung, den Knochenumbau und die Frakturheilung essentielle Migration von Osteoblasten durch Stimulation der Chemotaxis [35, 48].

Die Inhibition der Apoptose geschieht über die PDGF abhängige Phosphorylierung und infolgedessen Aktivierung der Proteinkinase B, einer Serin-Threonin-Proteinkinase, welche als Regulator von Zellwachstum und -überleben fungiert [16]. Die mitogenen Eigenschaften des PDGF werden durch die mittels Phosphorylierung aktivierte Extracellular signal-Regulated Kinase (ERK) vermittelt. Diese stimuliert Zellwachstum und Differenzierung von Osteoblasten [15].

Diese Effekte finden in einer Vielzahl von Zelltypen und nicht spezifisch in Osteoblasten statt. Durch die mitogenen Eigenschaften des PDGFs konnten bereits Therapieerfolge in der Wundheilung, bei Störungen der Fibroproliferation erzielt werden.

Auch bei der Formation von Knorpel und desmalem Knochen, sowie bei der Kallusbildung ist PDGF stimulierend beteiligt. Des Weiteren wurde bei In-vitro-Untersuchungen ein Anstieg des im Knochen vorherrschenden Typ-I Kollagens beobachtet [46].

Die in der Literatur beschriebenen positiven Einflüsse des PDGFs auf die Knochenregeneration, hinsichtlich Verbesserung der Knochenstruktur und Regenerationsgeschwindigkeit in Knochendefekten [81], konnten in vorliegendem Zellkulturmodell nicht eruiert werden. Die Formation von knöcherner Hartsubstanz in Form von Knötchen, welche von Owen et al. untersucht wurden und histologisch, ultrastrukturell und immunochemisch nachweisbare Merkmale von trabekulär geformtem Knochen aufwiesen [58], implizieren zwar ein regeneratives Potential, zu dessen Untersuchung erscheint das Zellkulturmodell jedoch als nicht geeignet.

Eine Pauschalisierung des Effekts einer PDGF-Applikation ist aufgrund der unterschiedlichen Ausgangslagen der Osteoblasten nicht möglich. Abhängig vom Grad der Differenzierung der Knochenzellen und der Präsenz einer physiologischen Umgebung, ergeben sich differierende Zellantworten in-vivo und in-vitro. Wie bereits Marzouk et al. erläuterten, führte eine PDGF-Applikation an Osteoprogenitoren, welche in Knochendefekte von Rattenkalvarien eingebracht wurden, zu einer Stimulierung der Knochenregeneration. Erfolgte die PDGF-Applikation bereits in-vitro und die Implantation zeitlich verzögert, so zeichneten sich die Knochenvorläuferzellen durch eine wesentlich geringere Fähigkeit zur Knochenregeneration aus [43]. So ergeben sich auch unterschiedliche Auswirkungen einer PDGF-Applikation in-vivo und in-vitro.

In vorliegender Untersuchung ergab sich in Osteoblasten beider Lokalisationen eine Suppression der RANKL-Expression, analog der Behandlung mit Bisphosphonaten, und schließt PDGF-BB somit bei der Behandlung Bisphosphonat-assoziierter Kiefernekrosen aus. Zur erfolgreichen Therapie wäre eine Induktion der RANKL-Expression nötig, wie sie mit RANKL-Agonisten, wie beispielsweise dem Parathormon, zu erreichen wäre. Aufgrund geringer Fallzahlen bei allen mit PDGF-BB behandelten Versuchsgruppen konnten jedoch keine signifikanten Aussagen getroffen werden. Durch die Erhöhung der Zellmobilität und infolgedessen der Bildung von knochenähnlichen Aggregaten, standen zur immunhistochemischen Auswertung nur geringe Zellzahlen zur Verfügung.

8.6 Kieferspezifische Besonderheiten der ossären Singaltransduktion

Wie in vorliegender Untersuchung gezeigt werden konnte, weist der Kieferknochen eine signifikant höhere RANKL-Expression im Gegensatz zum extrakranialen Knochen auf. Dies resultiert in dem bereits beschriebenen höheren Turnover des Kieferknochens. Des Weiteren zeichnet sich der Knochen neuroektodermaler Abstammung durch Proliferationsstimuli aus, die nur in dieser Lokalisation zu finden sind (z.B. MSX-1). Bei Gegenüberstellung dieser beiden Knochenqualitäten fällt auf, dass eine Reihe hyperproliferativer kieferspezifischer Knochenerkrankungen, wie die Bisphosphonat-assoziierte Kiefernekrose, ausschließlich im Kieferknochen auftreten. Bei genauerer Analyse dieser Erkrankungen, zeigt sich eine signifikante Reduktion, bzw. Induktion des RANK-Liganden [79]. Da dieser zwar für die Ausprägung der typischen Krankheitsbilder verantwortlich zu sein scheint, allerdings sowohl im Knochen neuroektodermaler als auch im Knochen mesenchymaler Herkunft exprimiert wird, konzentriert sich zukünftig die Aufmerksamkeit auf den ausschließlich im Kieferknochen präsenten Transkriptionsfaktor MSX-1. Da dessen Reduktion bzw. Induktion analog zur Expression des RANK-Liganden auftritt, könnte dieser die Ausschließlichkeit dieser Krankheitsbilder im Kieferknochen erklären.

So resultiert eine Überexpression des postnatal ausschließlich im Kiefer persistierenden Msx-1 in charakteristischen zell- und kollagenfaserreichen Knochenwucherungen mit riesenzellhaltigen Resorptionslakunen, dem sogenannten Cherubismus. Eine verminderte Produktion der Msx-1-Anitsense-RNA führt zu einer Überexpression von Msx-1 mit der Konsequenz einer Herabregulierung von Cbfa1 und Osteocalcin und infolgedessen einer Induktion der Osteoblastenproliferation bei ausbleibender terminaler Differenzierung [3]. Unter steigendem Proliferationsdruck, wie in der Wachstumsphase, führt dies zur Bildung von undifferenziertem Granulationsgewebe. Die verminderte OPG-Expression resultiert in der Aktivierung der Osteoklasten und bedingt die histologisch sichtbare Riesenzellbildung [30, 28]. Der direkte Zusammenhang zwischen Msx-1 und der Ausprägung des

Cherubismus zeigt sich in dessen Lokalisation. Primär finden sich die zystischen Läsionen im Bereich des Ramus und im weiteren zeitlichen Verlauf der Erkrankung im Corpus mandibulae. Auch die beim Cherubismus auftretenden Dentitionsstörungen und Zahnfehlbildungen treten analog zur Msx-1-Expression auf, welche sich kompartimentiert im Bereich des Ramus und des Parodontalspaltes konzentriert. Mit dem Rückgang der Msx-1 Produktion nach dem Abschluss der Molarenentwicklung normalisiert sich die Cbfa1-Expression und somit die Osteocalcin-Produktion und der Cherubismus verschwindet in der Adoleszenz.

Betrachtet man nun die Lokalisation der ausschließlich im Kiefer auftretenden Nekrosen und die Stellung des Msx-1 im Knochenmetabolismus, so könnte eine Korrelation der Ätiologie der Bisphosphonat-assoziierten Kiefernekrosen mit einer durch Bisphosphonate induzierten Msx-1- und RANKL-Reduktion vorliegen. Unter Bisphosphonatmedikation verhält sich der Knochenmetabolismus konträr zum Krankheitsbild des Cherubismus und unterstützt somit die Vermutung eines potentiellen Zusammenhanges der Msx-1-Expression mit der Ausprägung der Bisphosphonat-assoziierten Kiefernekrosen. Eine Msx-1-, würde zusammen mit einer RANKL-Reduktion über die ansteigenden Cbfa1- und Osteocalcinwerte eine verminderte Osteoblastenproliferation und eine überschießende Mineralisation in der Knochenheilung erklären [82]. Die Bisphosphonat-assoziierten Knochenveränderungen manifestieren sich initial in röntgenologisch sichtbaren hypermineralisierten Bereichen entlang des parodontalen Ligaments, als Konsequenz eines Msx-1 Verlustes in diesem Bereich mit der physiologisch am stärksten ausgeprägten Msx-1-Expression [3]. Die Kiefernekrosen treten häufiger in der Mandibula und hier bevorzugt in der Region der 2. und 3. Molaren, auch hier äquivalent zur Verteilung des Transkriptionsfaktors Msx-1 auf. Werden Bisphosphonate in der Adoleszenz verabreicht, so tritt die Osteopetrose lediglich im Kieferknochen auf, bei Verabreichung vor der Adoleszenz führt dies zu einer generalisierten Hyperkalzifizierung und Sklerosierung, da Msx-1 beim Erwachsenen lediglich im Kieferknochen persistiert [84, 85].

Die genauen Ursachen dieser unterschiedlichen Wirkungsweisen in verschiedenen Lokalisationen des Skeletts unter Bisphosphonatmedikation sind bislang ungeklärt und stellen Gegenstand künftiger Forschungen dar.

8.7 Ausblick

Zum gegenwärtigen Zeitpunkt liefert die Wissenschaft keine gesicherten Erklärungen zur Ätiologie der Bisphosphonat-assoziierten Kiefernekrose. In jüngerer Vergangenheit gelangen allerdings Beobachtungen, welche bislang gängige Theorien erhärten könnten. Ein seit 07/2011 in der EU zugelassener RANKL-Inhibitor (Denosumab®), welcher bei mit den Bisphosphonaten übereinstimmender Indikationsstellung angewendet werden soll, rief vom klinischen Erscheinungsbild her identische Nekroseformen des Kieferknochens hervor [77]. Wohingegen Bisphosphonate sowohl zu einer Erniedrigung der RANKL-Expression, als auch zu einer Hemmung des Mevalonat-Signalweges führen, findet sich die Übereinstimmung mit der neuen Medikamentengruppe hinsichtlich des Wirkmechanismus einzig in der RANKL-Inhibition, welche mit einer in der Kausalität nicht geklärten Msx-1 Reduktion einhergeht.

Dies könnte in weiterführenden Untersuchungen als ausschlaggebender Faktor für die Entwicklung von Bisphosphonat-assoziierten Kiefernekrosen identifiziert werden. Weitere Parallelitäten ergeben sich in der ausbleibenden Symptomatik bei der Anwendung an minderminineralisiertem Knochen, wie er bei der Osteoporose auftritt. Osteonekrosen des Kiefers fanden sich ausschließlich bei der Anwendung an Patientenkollektiven mit physiologisch mineralisierter Knochenstruktur [19, 45].

Da es sich beim RANKL-Inhibitor um einen humanen, monoklonalen Antikörper gegen den RANK-Rezeptor handelt, verschiebt sich der Fokus der Forschung weg von der Pharmakologie hin zur Osteologie [19]. Eine Klärung der Ätiologie der Kiefernekrosen dürfte nun nicht mehr auf Basis pharmakologischer Daten möglich sein, sondern setzt eine genauere Kenntnis der Signalwege im Knochenmetabolismus voraus.

Therapiemöglichkeiten ergeben sich durch die Stimulation der RANKL-Expression mittels RANKL-Agonisten wie dem Parathormon. Zur Prüfung, inwiefern dies klinisch bei der Behandlung Bisphosphonat-assoziierter Kiefernekrosen Anwendung finden kann, bedarf es weiterer Forschungen.

9. Literaturverzeichnis

1. Aïoub M, Lézot F, Molla M, Castaneda B, Robert B, Goubin G, Néfussi JR, Berdal A, (2007), Msx2 -/- transgenic mice develop compound amelogenesis imperfecta, dentinogenesis imperfecta and periodontal osteopetrosis, Bone, 41, 851-859

2. Aubin JE, Bonnelye E, (2000), Osteoprotegerin and its ligand, a new paradigm for regulation of osteoclastogenesis and bone resorption, Osteoporos Int, 11, 905-913

3. Babajko S, Petit S, Fernandes I, Meary F, LeBihan J, Pibouin L, Berdal A, (2009), Msx-1 expression regulation by its own antisense RNA: consequence on tooth development and bone regeneration, Cells Tissues Organs, 189, 115-121

4. Bartl R, von Tresckow E, Bartl C, Bisphosphonat Manual – Wirkungen-Indikationen-Strategien. Springer-Verlag, Berlin Heidelberg, (2006), 41-55

5. Bassett C, Donath A, Macagno F, Preisig R, Fleisch H, Francis MD, (1969), Diphosphonates in the treatment of myositis ossificans, Lancet 2, 845

6. Beck CW, Christen B, Slack JM, (2003), Molecular pathways needed for regeneration of spinal cord and muscle in a vertebrate, Dev Cell, 5, 429-439

7. Beek van ER, Lowik CWGM, Ebetino FH, Papapoulos SE, (1998), Binding and antiresorptive properties of heterocycle-containing bisphosphonate analogs: structure–activity relationships, Bone, 23, 437-442

8. Beek van ER, Pieterman E, Cohen L, Löwik C, Papapoulos S, (1999) Farnesyl pyrophosphate synthase is the molecular target of nitrogen-containing bisphosphonates, Biochem Biophysical Res Commun, 264, 108–111

9. Blin-Wakkach C, Lezot F, Ghoul-Mazgar S, Hotton D, Monteiro S, Teillaud C, Pibouin L, Orestes-Cardoso S, Papagerakis P, Macdougall M, Robert B, Berdal A, (2001), Endogenous Msx-1 antisense transcript: in vivo and in-vitro evidences, structure, and potential involvement in skeleton development in mammals, Proc Natl Acad Sci U S A, 98, 7336-7341

10. Bonewald LF, Dallas SL, (1994), Role of active and latent transforming growth factor ß in bone formation, J Cell Biochem, 55, 350–357

11. Boyle WJ, Simonett WS, Lacey DL, (2003), Osteoclast differentiation and activation, Nature, 423, 337-342

12. Buckwalter J, Glimcher M, Cooper R, Recker R, (1995), Bone biology: Part I: Structure, blood supply, cells, matrix and mineralisation, J Bone Joint Surg, 77A, 1256-1275

13. Caetano-Lopes J, Canhão H, Fonseca JE, (2007), Osteoblasts and bone formation, Acta Rheumatol Port, 32, 103-110

14. Canalis E., McCarthy TL, Centrella M, (1989), Effects of platelet-derived growth factor on bone formation in vitro, J. Cell Physiol, 140, 530–537

15. Cárcamo-Orive I, Tejados N, Delgado J, Gaztelumendi A, Otaegui D, Lang V, Trigueros C, (2008), ERK2 protein regulates the proliferation of human mesenchymal stem cells without affecting their mobilization and differentiation potential, Exp Cell Res, 314, 1777-1788

16. Chaudhary LR, Hruska KA, (2001), The cell survival signal Akt is differentially activated by PDGF-BB, EGF, and FGF-2 in osteoblastic cells, J Cell Biochem, 81, 304-311

17. Chen P, Carrington JL, Paralkar VM, Pierce GF, Reddi AH, (1992), Chick limb bud mesodermal cell chondrogenesis: Inhibition by isoforms of platelet-derived growth factor and reversal by recombinant bone morphogenetic protein, Exp Cell Res, 200, 110-117

18. Cohen MM Jr, (2006), The New Bone Biology: Pathologic, Molecular, and Clinical Correlates, Am Jour Med Genet A, 140, 2646-2706

19. Cummings SR, San Martin J, McClung MR, Siris ES, Eastell R, Reid IR, Delmas P, Zoog HB, Austin M, Wang A, Kutilek S, Adami S, Zanchetta J, Libanati C, Siddhanti S, Christiansen C, (2009), Denosumab for prevention of fractures in postmenopausal women with osteoporosis, N Engl J Med, 361, 756-765

20. Darnay BG, Ni J, Moore PA, Aggarwal BE, (1999), Activation of NF-κB by RANK requires tumor necrosis factor receptor-associated factor (TRAF) 6 and NF-κB-inducing kinase. Identification of a novel TRAF 6 interaction motiv, J Biol Chem, 274, 7724–773

21. Devogelaer JP, Broll H, Correa-Rotter R, Cumming DC, De Deuxchaisnes CN, Geusens P, Hosking D, Jaeger P, Kaufman JM, Leite M, Leon J, Liberman U, Menkes CJ, Meunier PJ, Reid I, Rodriguez J, Romanowicz A, Seeman E, Vermeulen A, Hirsch LJ, Lombardi A, Plezia K, Santora AC, Yates AJ, Yuan W, (1996), Oral alendronate induces progressive increase in bone mass of the spine, hip and total body over 3 years in postmenopausal women with osteoporosis, Bone, 18, 141-150

22. Dunford J, Thompson K, Coxon F, Luckman SP, Hahn FM, Poulter CD, Ebetino FH, Rogers MJ, (2001), Structure-activity relationships for inhibition of farnesyl diphosphate synthase in vitro and inhibition of bone resorption in vivo by nitrogen-containing bisphosphonates, J Pharm Exper Therap, 296, 235–242

23. Feng X, (2005), RANKing intracellular signaling in osteoclasts, IUBMB Life, 57, 389-395

24. Ferretti G, Fabi A, Carlini P, Papaldo P, Cordiali FP, Di Cosimo S, Salesi N, Giannarelli D, Alimonti A, Di Cocco B, D'Agosto G, Bordignon V, Trento E, Cognetti F, (2005), Zoledronic-acid-induced circulating level modifications of angiogenic factors, metalloproteinases and proinflammatory cytokines in metastatic breast cancer patients, Oncology, 69, 35-43

25. Fleisch H, (2007), Einführung in die Bisphosphonate: Geschichte und Wirkungsmechanismen, Der Orthopäde, 36, 103-109

26. Green JR, (2003), Antitumor effects of bisphosphonates, Cancer, 97, 840-847

27. Hellstein JW, Marek CL, (2005), Bisphosphonate osteochemonecrosis (bis-phossy jaw): Is this Phossy jaw of the 21st century?, J Oral Maxillofac Surg, 63, 682–689

28. Houpis CH, Tosios KI, Papavasileiou D, Christopoulos PG, Koutlas IG, Sklavounou A, Alexandridis C, (2010), Parathyroid hormone-related peptide (PTHrP), parathyroid

hormone/parathyroid hormone-related peptide receptor 1 (PTHR1), and MSX1 protein are expressed in central and peripheral giant cell granulomas of the jaws, Oral Surg, 109, 415-424

29. Hsiao HP, Tsai LP, Chao MC, Tseng HI, Chang YC, (2006), Novel SOX-9 gene mutation in campomelic dysplasia with autosomal sex reversal, J Formos Med Assoc, 105, 1013-1016

30. Hyckel P, Berndt A, Schleier P, Clement JH, Beensen V, Peters H, Kosmehl H, (2005), Cherubism - new hypotheses on pathogenesis and therapeutic consequences, J Craniomaxillofac Surg, 33, 61-68

31. Jowett AK, Vainio S, Ferguson MW, Sharpe PT, Thesleff I, (1993), Epithelial-mesenchymal interactions are required for msx 1 and msx 2 gene expression in the developing murine molar tooth, Development, 117, 461-470

32. Jumlongras D, Bei M, Stimson JM, Wang W-F, Depalma SR, Seidman CE, Felbor U, Maas R, Seidman JG, Olsen BR, (2001), A nonsense mutation in MSX-1 causes Witkop syndrome, Am J Hum Genet, 69, 67-74

33. Jung TI, Hoffmann F, Glaeske G, Felsenberg D, (2009), Disease-specific risk for an osteonecrosis of the jaw under bisphosphonate therapy, J Cancer Res Clin Oncol, 136, 363-370

34. Kim HD, Valentini RF, (1997), Human osteoblast response in vitro to platelet-derived growth factor and transforming growth factor-beta delivered from controlled-release polymer rods, Biomaterials, 18, 1175-1184

35. Kim SJ, Kim SY, Kwon CH, Kim YK, (2007), Differential effect of FGF and PDGF on cell proliferation and migration in osteoblastic cells, Growth Factors, 25, 77-86

36. Kim YH, Kim GS, Jeong-Hwa B, (2002), Inhibitory action of bisphosphonates on bone resorption does not involve the regulation of RANKL and OPG expression, Exp Mol Med, 34, 145-151

37. Koivukangas A, Tuukkanen J, Hannuniemi R, Jämsa T, Kippo K, Jalovaara P, (2001), Effects of long-term administration of clodronate on growing rat bone, Calcif Tissue Int, 69, 350-355

38. Kubota K, Sakikawa C, Katsumata M, Nakamura T, Wakabayashi K, (2002), Platelet-derived growth factor BB secreted from osteoclasts acts as an osteoblastogenesis inhibitory factor, J Bone Miner Res, 17, 257-265

39. Liu D, Xu JK, Figliomeni L, Huang L, Pavlos NJ, Rogers M, Tan A, Price P, Zheng MH, (2003), Expression of RANKL and OPG mRNA in periodontal disease: possible involvement in bone destruction, Int J Mol Med, 11, 17-21

40. Malmgren B, Atrom E, Soderhall S, (2008), No osteonecrosis in jaws of young patients with osteogenesis imperfecta treated with bisphosphonates, J Oral Pathol Med, 37, 196-200

41. Marx RE, Sawatari Y, Fortin M, Broumand V, (2007), Bisphosphonate-induced exposed bone (osteonecrosis/osteopetrosis) of the jaws: risk factors, recognition, prevention, and treatment, J Oral Maxillofac Surg. 65, 363-364

42. Marx RE, (2003), Pamidronate (Aredia) and zoledronate (Zometa) induced avascular necrosis of the jaws: a growing epidemic, J Oral Maxillofac Surg, 61, 1115-1117

43. Marzouk KM, Gamal AY, Al-Awady AA, Sharawy MM, (2008), Platelet-derived growth factor BB treated osteoprogenitors inhibit bone regeneration, J Oral Implantol, 34, 242-247

44. Mathov I, Plotkin LI, Sgarlata CL, Leoni J, Bellido T, (2001), Extracellular signal-regulated kinases and calcium channels are involved in the proliferative effect of bisphosphonates on osteoblastid cells in vitro, J Bone Miner Res, 16, 2050-2056

45. McClung MR, Lewiecki EM, Cohen SB, (2006), Denosumab in postmenopausal women with low bone mineral density, N Engl J Med, 354, 821–831

46. Mehrotra M, Krane SM, Walters K, Pilbeam C, (2004), Differential regulation of platelet-derived growth factor stimulated migration and proliferation in osteoblastic cells, J Cell Biochem, 93, 741-752

47. Mitsiadis TA, Chéraud Y, Sharpe P, Fontaine-Pérus J, (2003), Development of teeth in chick embryos after mouse neural crest transplantations, Proc Natl Acad Sci U S A, 100, 6541-6545

48. Mortensen L, Charls P, Bekker PJ, Digennaro J, Johnston CC Jr, (1998), Risedronate increases bone mass in an early postmenopausal population: Two years of treatment plus one year of follow-up, J Clin Endocrinol Metab, 83, 396-402

49. Mühlbauer RC, Bauss F, Schenk R, Janner M, Bosies E, Strein K, Fleisch H, (1991), BM 21.0955, a potent new bisphosphonate to inhibit bone resorption. J Bone Miner Res 6, 1003-1011

50. Müller P, Simon B, (2003), Value of Risedronat - Toxic Effects of Bisphosphonates in the GI-Tract, Klinikarzt 32, 321-324

51. Nash TJ, Howlett CR, Martin C, Steele J, Johnson KA, Hicklin DJ, (1994), Effect of platelet-derived growth factor on tibial osteotomies in rabbits, Bone, 15, 203–208

52. Neamati N, Fernandez A, Wright S, Kiefer J, McConkey DJ, (1995), Degradation of lamin B1 precedes oligonucleosomal DNA fragmentation in apoptotic thymocytes and isolated thymocyte nuclei, J Immunol 154, 3788-3795

53. Newberry EP, Boudreaux JM, Towler DA, (1997), Stimulus-selective inhibition of rat osteocalcin promoter induction and protein-DNA interactions by the homeodomain repressor Msx2, J Biol Chem, 272, 29607-29613

54. Noll S, Schaub-Kuhnen S, Praxis der Immunhistochemie, Urban & Fischer München-Jena, (2000), 17-19

55. Onley R, (2003), Regulation of bone mass by growth hormone, Med Pediatr Oncol, 41, 228–234

56. Orestes-Cardoso S, Nefussi JR, Lezot F, Oboeuf M, Pereira M, Mesbah M, Robert B, Berdal A, (2002), Msx1 is a regulator of bone formation during development and postnatal growth: in vivo investigations in a transgenic mouse model, Connect Tissue Res, 43, 153-160

57. Ostad M, Shu W-P, Kong L, Liu BC-S, (1996), Ha-Ras oncogene expression abrogates a pH dependent endonuclease activity of apoptosis in normal rat kidney cells, Cancer Lett, 98, 175-182

58. Owen TA, Aronow M, Shalhoub V, Barone LM, Wilming L, Tassinari MS, Kennedy MB, Pockwinse S, Lian JB, Stein GS, (1990), Progressive development of the rat osteoblast phenotype in vitro: reciprocal relationships in expression of genes associated with osteoblast proliferation and differentiation during formation of the bone extracellular matrix, J Cell Physiol, 143, 420-430

59. Palokangas H, Mulari M, Väänänen HK, (1997), Endocytic pathway from the basal plasma membrane to the ruffled border membrane in bone-resorbing osteoclasts, J Cell Sci, 110, 1767-1780

60. Pan B, Farrugia AN, To LB, Findlay DM, Green J, Lynch K, Zannettino AC, (2004), The nitrogen-containing bisphosphonate, zoledronic acid, influences RANKL expression in human osteoblast-like cells by activating TNF-alpha converting enzyme (TACE), J Bone Miner Res, 19, 147-154

61. Panzavolta S, Torricelli P, Bracci B, Fini M, Bigi A, (2009), Alendronate and Pamidronate calcium phosphate bone cements: setting properties and in vitro response of osteoblast and osteoclast cells, J Inorg Biochem, 103, 101-106

62. Paul S, Lee JC, Yeh LC, (2009), A comparative study on BMP-induced osteoclastogenesis and osteoblastogenesis in primary cultures of adult rat bone marrow cells, Growth Factors, 27, 121-131

63. Plotkin LI, Aguirre JI, Kousteni S, Manolagas SC, Bellido T, (2005), Bisphosphonates and estrogens inhibit osteocyte apoptosis via distinct molecular mechanisms downstream of extracellular signal-regulated kinase activation, J Biol Chem, 280, 7317-7325

64. Reinholz GG, Getz B, Sanders ES, Karpeisky MY, Padyukova NS, Mikhailov SN, Ingle JN, Spelsberg TC, (2002), Distinct mechanisms of bisphosphonate action between osteoblasts and breast cancer cells: identity of a potent new bisphosphonate analogue, Breast Cancer Res Treat, 71, 257-268

65. Ridley AJ, Hall A, (1992), The small GTP-binding protein Rho regulates the assembly of focal adhesions and actin stress fibers in response to growth factors, Cell, 70, 389-399

66. Ridley AJ, Paterson HF, Johnston CL, Diekmann D, Hall A, (1992), The small GTP-binding protein rac regulates growth factor-induced membrane ruffling, Cell, 70, 401-410

67. Ringe JD, Dorst A, (2000), Reduktion osteoporotischer Wirbelfrakturen durch moderne Bisphosphonate bereits im ersten Therapiejahr, Arzneimitteltherapie, 11, 333-336

68. Russell RGG, Rogers MJ, (1999), Bisphosphonates: from the laboratory to the clinic and back again, Bone, 25, 97-106

69. Russell RG, Bisaz S, Fleisch H, Currey HL, Rubinstein HM, Dietz AA, Boussina I, Micheli A, Fallet G, (1970), Inorganic pyrophosphate in plasma, urine, and synovial fluid of patients with pyrophosphate arthropathy (chondrocalcinosis or pseudogout), Lancet, 2, 899-902

70. Rustemeyer J, Bremerich A, (2010), Bisphosphonate-associated osteonecrosis of the jaw: what do we currently know? A survey of knowledge given in the recent literature, Clin Oral Invest, 14, 59–64

71. Sama AA, Khan SN, Myers ER, Huang RC, Cammisa FP Jr, Sandhu HS, Lane JM, (2004), High-dose alendronate uncouples osteoclast and osteoblast function: a study in a rat spine pseudarthrosis model, Clin Orthop Relat Res, 425, 135-42

72. Sato M, Grasser W, Endo N, Akins R, Simmons H, Thompson DD, Golub E, Rodan GA, (1991), Bisphosphonate action: Alendronate localisation in rat bone and effects on osteoclast ultrastructure, J Clin Invest, 88, 2095-2105

73. Schenk R, Eggli P, Fleisch H, Rosini S, (1986), Quantitative morphometric evaluation of the inhibitory activity of new aminobisphosphonates on bone resorption in the rat, Calcif Tissue Int, 38, 342-349

74. Simonet WS, Lacey DL, Dunstan CR, Kelley M, Chang MS, Lüthy R, Nguyen HQ, Wooden S, Bennett L, Boone T, Shimamoto G, DeRose M, Elliott R, Colombero A, Tan HL, Trail G, Sullivan J, Davy E, Bucay N, Renshaw-Gegg L, Hughes TM, Hill D, Pattison W, Campbell P, Sander S, Van G, Tarpley J, Derby P, Lee R, Boyle WJ, (1997), Osteoprotegerin: A novel secreted protein involved in the regulation of bone density, Cell, 89, 309–319

75. Stefanik D, Sarin J, Lam T, Levin L, Leboy PS, Akintoye SO, (2008), Disparate osteogenic response of mandible and iliac crest bone marrow stromal cells to pamidronate, Oral Dis, 14, 465-471

76. Suttapreyasri S, Koontongkaew S, Phongdara A, Leggat U, (2006), Expression of bone morphogenetic proteins in normal human intramembranous and endochondral bones, Int J Oral Maxillofac Surg, 35, 444-452

77. Taylor KH, Middlefell LS, Mizen KD, (2009), Osteonecrosis of the jaws induced by anti-RANK ligand therapy, Br J Oral Maxillofac Surg, 48, 221-223

78. Teitelbaum SL, (2000), Bone resorption by osteoclasts, Science 289, 1504–1508

79. Tobón-Arroyave SI, Franco-González LM, Isaza-Guzmán DM, Floréz-Moreno GA, Bravo-Vásquez T, Castañeda-Peláez DA, Vieco-Durán B, (2005), Immunohistochemical expression of RANK, GRalpha and CTR in central giant cell granuloma of the jaws, Oral Oncol, 41, 480-488

80. Viereck V, Emons G, Lauck V, Frosch KH, Blaschke S, Gründker C, Hofbauer LC, (2002), Bisphosphonates Pamidronate and Zoledronic Acid Stimulate Osteoprotegerin Production by Primary Human Osteoblasts, Biochem Biophys Res Commun, 291, 680-686

81. Vikjaer D, Blom S, Hjørting-Hansen E, Pinholt EM, (1997), Effect of platelet-derived growth factor-BB on bone formation in calvarial defects: an experimental study in rabbits, Eur J Oral Sci, 105, 59-66

82. Wehrhan F, Hyckel P, Ries J, Stockmann P, Nkenke E, Schlegel KA, Neukam FW, Amann K, (2010), Expression of MSX-1 is suppressed in bisphosphonate associated osteonecrosis related jaw tissue – etiopathology considerations respecting jaw developmental biology – related unique features, J Transl Med, 8, 96

83. Weibel ER, (1989), Measuring through the microscope: development and evolution of stereological methods, J Microsc., 155, 393-403

84. Whyte MP, McAlister WH, Novack DV, Clements KL, Schoenecker PL, Wenkert D, (2008), Bisphosphonate-induced osteopetrosis: novel bone modeling defects, metaphyseal osteopenia, and osteosclerosis fractures after drug exposure cases, J Bone Miner Res, 23, 1698-1707

85. Whyte MP, Wenkert D, Clements KL, McAlister WH, Mumm S, (2003) Bisphosphonate-induced osteopetrosis, N Engl J Med, 349, 457-463

86. Wright E, Hargrave MR, Christiansen J, Cooper L, Kun J, Evans T, Gangadharan U, Greenfield A, Koopman P, (1995), The Sry-related gene Sox-9 is expressed during chondrogenesis in mouse embryos, Nature Genetics 9, 15-20

87. Van den Wyngaert T, Huizing MT, Vermorken JB, (2006), Bisphosphonates and osteonecrosis of the jaw: cause and effect or a post hoc fallacy?, Ann Oncol, 17, 1197–1204

88. Xiong Y, Yang HJ, Feng J, Shi ZL, Wu LD, (2009), Effects of alendronate on the proliferation and osteogenic differentiation of MG-63 cells, J Int Med Res, 37, 407-416

89. Zerial M, Stenmark H, (1993), Rab GTPases in vesicular transport, Curr Opin Cell Biol, 5, 613-620

90. Zhang D, Udagawa N, Nakamura I, Murakami H, Saito S, Yamasaki K, Shibasaki Y, Morii N, Narumiya S, Takahashi N, Suda T, (1995), The small GTP-binding protein, Rho p21, is involved in bone resorption by regulating cytoskeletal organization in osteoclasts, J Cell Sci, 108, 2285-2292

91. Ziebart T, Pabst A, Klein MO, Kämmerer P, Gauss L, Brüllmann D, Al-Nawas B, Walter C, (2009), Bisphosphonates: restrictions for vasculogenesis and angiogenesis: inhibition of cell function of endothelial progenitor cells and mature endothelial cells in vitro, Clin Oral Investig, 15, 105-111

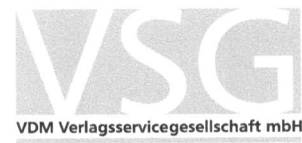

Die VDM Verlagsservicegesellschaft sucht für wissenschaftliche Verlage abgeschlossene und herausragende

Dissertationen, Habilitationen, Diplomarbeiten, Master Theses, Magisterarbeiten usw.

für die kostenlose Publikation als Fachbuch.

Sie verfügen über eine Arbeit, die hohen inhaltlichen und formalen Ansprüchen genügt, und haben Interesse an einer honorarvergüteten Publikation?

Dann senden Sie bitte erste Informationen über sich und Ihre Arbeit per Email an *info@vdm-vsg.de*.

Sie erhalten kurzfristig unser Feedback!

VDM Verlagsservicegesellschaft mbH
Dudweiler Landstr. 99
D - 66123 Saarbrücken

Telefon +49 681 3720 174
Fax +49 681 3720 1749

www.vdm-vsg.de

Die VDM Verlagsservicegesellschaft mbH vertritt

 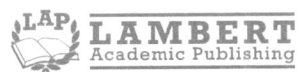 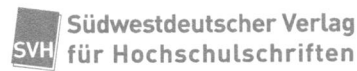

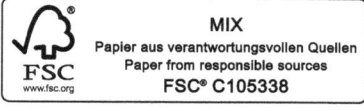

Printed by Books on Demand GmbH, Norderstedt / Germany